원적외선, 건강의 비밀

에너지의학의 놀라운 치유력

원적외선, 건강의 비밀

송봉준 지음

모아북스
MOABOOKS

옷을 입기만 해도 건강해질 수 있다면

김현원 생화학 박사, 전 연세대 교수

　현대의학은 약을 인체의 많은 작용 중에서 하나의 반응에 영향을 주는 단일성분으로 정의한다. 따라서 원리적으로 현대의학에는 만병통치약이 있을 수 없다. 만병통치약이 있다면, 현대의학의 약이 아닌 곳에 있을 것이다. 약 외에도 질병을 고치는 다양한 기전이 있다. '의학의 아버지' 로 불리는 히포크라테스는 "음식으로 치료하지 못하는 병은 어떤 약으로도 치료할 수 없다!" 라며 먹는 환경이 질병의 예방과 치료에 약보다도 더 중요할 수 있다고 말한 것이다.

　인간의 생활환경은 흔히 '의식주' 로 표현된다. 옷, 음식, 집 모두가 인간의 건강에 중요하다. 음식은 히포크라테스가 강조했듯이 무엇보다 중요하고, 집은 전통적인 풍수를 따지지 않더라도 인체 건강에 해롭다고 알려진 수맥을 피하는 것이 필요하다. 나아가서 집에 좋은 에너지가 감돌게 할 수 있다면 더 좋은 일이다. 최근 들어 집이 인체 건강에 미치는 영향을 연구하는 건축 의학 개념이 대두하고 있다.

거친 자연환경으로부터 인체를 지켜주는 옷은 의식주 중에서 건강과는 가장 상관이 없다고 여겨져 왔다. 그러나 아주 드문 예외 말고는 옷을 입지 않는 사람은 없을뿐더러 제2의 피부로 불릴 만큼 인체에 중요하다. 그런 옷이 인체 건강에 도움이 된다면 그것보다 더 좋은 약은 없을 것이다.

이 책은 옷이 인체 건강에 얼마나 중요한지를 여실히 보여주며 이제껏 없던 새로운 패러다임을 보여준다. 특별한 방식으로 옷에 특정 미네랄을 침착시켜 그 옷을 입는 것만으로도 건강해질 수 있다는 것을 잘 보여준다.

미네랄은 모든 인체의 반응을 일으키는 효소의 보조인자로 꼭 필요하다. 미네랄이 없으면 인체가 유지되지 않고 체내 반응도 제대로 일어나지 않는다. 이 책은 미네랄이 수행하는 물질로서의 기본 역할뿐 아니라 또 다른 2가지 역할을 제시한다.

첫째는 원적외선이다. 열을 일으키는 지구상의 모든 물질은 원적외선을 발생시킨다. 원적외선은 곳곳에 있고 최근 물의 구조 이론에 따르면 원적외선이 세포나 생체 분자 주위에 있는 물의 구조를

치밀하게 함으로써 전자 흐름을 생성시켜 인체에 필요한 에너지를 제공하는 것으로 알려졌다. 옷에 원적외선을 발생하는 미네랄을 침착시킬 수 있다면 원적외선을 방사해서 인체를 건강하게 해 줄 수 있다.

둘째는 생체 전기다. 미국의 정형외과 의사 로버트 베커는 생체 재생 연구의 세계적 권위자이다. 베커는 은의 화상 치료에서 뛰어난 효과를 경험하였다.

그 후 그는 은 전극을 통해서 전달되는 은 이온이 뼈의 성장을 촉진하고 세포 재생을 촉진하여 상처를 치유하는 것을 발견하였다. 은뿐 아니라 최근 구리도 주목받고 있다. 베커에 따르면 구리는 뼈를 강화하는 데 매우 중요한 역할을 한다. 구리의 역할은 생체 전기로 이어진다. 주기율표에는 구리도 은과 같은 족이어서 2가지 미네랄은 유사한 역할을 할 것으로 기대된다.

실제로 많은 질환이 생체 전기의 균형이 무너져서 발생한다는 견해가 최근 주목받고 있다. 특히 치매를 비롯해 많은 두뇌 질환에서 생체 전기와의 연관성이 나타난다. 인체에 전기를 전달할 수 있는 다양한 미네랄을 섭취했을 때 두뇌 질환이 치유되는 모습이 관찰되었다. 생체 전기를 옷에 담긴 미네랄을 통해 전달하면 두뇌 질환을 넘어서 많은 질환 치유에 도움이 될 수 있다.

이 책은 옷이 원적외선 방사와 생체 전기의 전달을 원활하게 함으로써 건강에 도움이 될 수 있다는 새로운 패러다임을 제시한다. 그리고 실제로 옷을 입은 사람들의 건강이 몰라보게 좋아진 다양한 사례를 구체적으로 기록함으로써 이 새로운 패러다임의 획기적인 치유 효과를 입증한다.

1

원적외선 활용도

원적외선 파동 에너지가 신체에 작용하면

1 혈전을 풀어 주고 혈액 순환을 촉진하고
2 신선한 산소와 균형 잡힌 영양소를 공급하며
3 노폐물의 배출과 세포의 활동을 활성화하고
4 대사 질환의 원인을 근본적으로 개선하여
5 현대인의 성인병을 예방합니다.

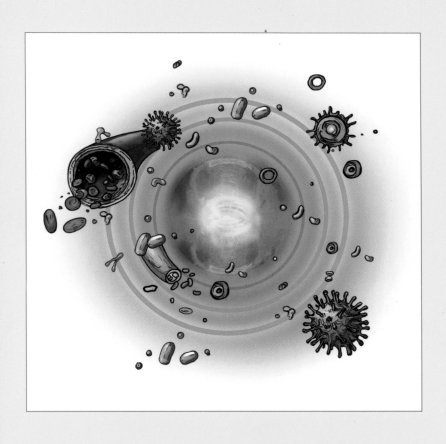

원적외선 기능과 범위

매일 입고만 있어도 원적외선이 방사되어
체온 상승, 면역력 증진, 항균 작용 강화,
혈액 순환 촉진 등을 경험합니다.
의류 착용 실험을 여러 번 반복한 모든 결과가
정상 체온 회복 기능을 입증했습니다.

(한국원적외선협회, KOTITI 시험연구원)

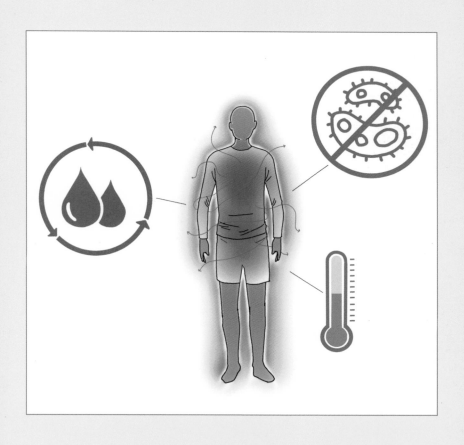

3

착용만으로도 느끼는
원적외선 의류

저비용 고효율의 뛰어난 기능을 자랑하며
머리, 얼굴, 목, 팔다리, 몸통, 손발 등
온몸에 혈액 순환을 도와줍니다.

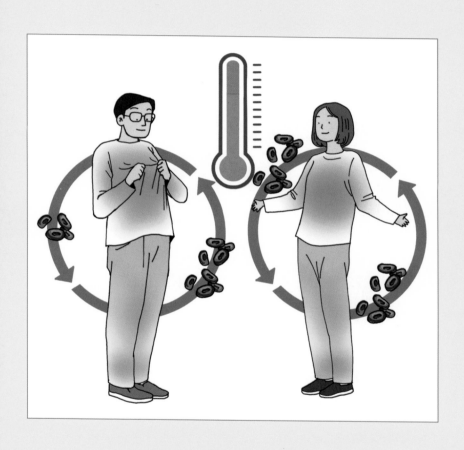

4

원적외선 의류 착용 시 변화

※ 착용 후 체온이 평균 0.6℃ 상승한다

- 온열 작용으로 신진대사를 촉진하여 적정 체온을 유지합니다.
- 숙성 작용으로 균형 잡힌 건강과 빠른 성장을 돕습니다.
- 이온 작용으로 칼슘 및 철분 영양의 균형을 이룹니다.
- 건습 작용으로 적정 체온 유지에 필요한 수분 유지를 돕습니다.
- 중화 작용으로 노폐물의 배출과 악취의 제거를 돕습니다.
- 공명 작용으로 세포 조직을 진동시켜 생명 활동을 촉진합니다.

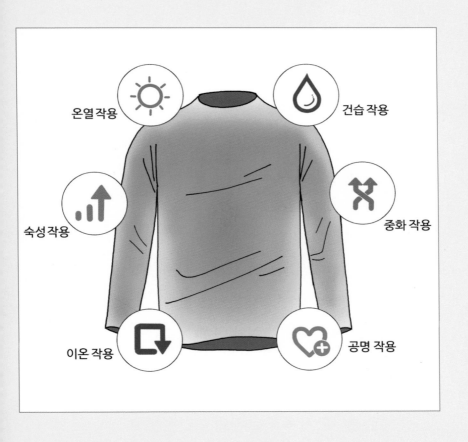

이런 분께 좋습니다

- 통증으로 인해 신경계 질환 약을 복용하시는 분
- 체온이 낮아 손발이 차고 저리는 분
- 목, 어깨 결림이 있으신 분
- 허리 통증이 심한 분
- 혈액 순환 개선에 도움을 주고자 하시는 분
- 체온 상승에 도움을 주고자 하시는 분
- 배탈이 잦거나 생리통이 심한 여성
- 잦은 질병으로 병원에 자주 다니는 분
- 몸이 피곤해서 잠을 청해도 잠이 오지 않는 분
- 여름에도 춥다고 옷을 두껍게 입고 있는 분

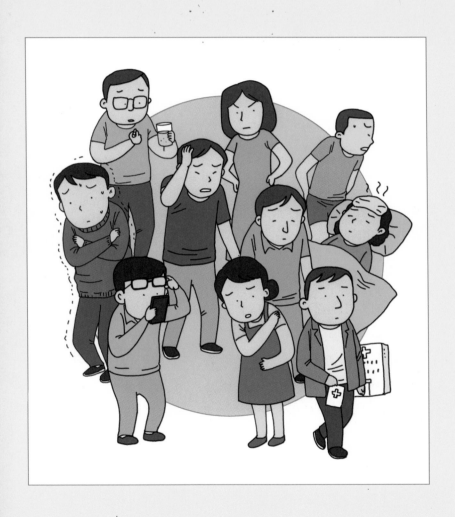

원적외선이 내 몸을 살립니다

현대인에게 새롭게 조명되고 있는 원적외선 혈액순환 촉진 의류 소재가 개발되어 의료계 임상 결과 신체에 착복 시 인체 파동 효과가 극대화되어 순환 및 신체기능 회복을 촉진하는 등의 효능이 숱한 사례를 통해 입증되고 있습니다.

나사(NASA, 미항공우주국)에서는 열악한 환경 속에서 우주인의 건강을 유지하기 위해 약 30년 이상 우주선 내 근적외선을 켜놓고 일상생활을 하게 했다고 알려졌습니다.

원적외선은 적외선 영역을 세분화했을 때 가시광선에서 가장 멀고 파장이 가장 길고 진동수는 가장 낮은 전자기파를 말합니다. 대개 물리치료나 한의원에서 볼 수 있는 친숙한 치료법이기도 합니다.

원적외선의 효능은 무엇인가?

원적외선은 파장이 긴 적외선으로 침투력이 강하여 인체를 따뜻하게 하는 성질이 있습니다. 가시광선과 다르게 피부에 닿으면 상당한 부분이 반사되지 않고 피부 깊숙이 흡수되며 이는 열에너지로 변환되므로 따뜻함을 느끼게 되면서 세균을 없애는 데 도움이 됩니다. 모세혈관을 확장하여 혈액순환과 세포 조직 생성에 도움을 줍니다.

인체는 물 분자를 많이 포함하고 있으므로 원적외선 흡수가 빠르게 이루어지고 조직 내 원적외선은 물 분자를 진동시킴으로써 세포 조직을 진동하여 대사 기능 촉진, 체내 노폐물 배출, 진통 작용 등의 효능을 보입니다. 또 중금속 제거, 숙면, 탈취, 곰팡이 방지, 공기 정화, 제습 등의 효능이 있어 건축자재 및 주방기구, 섬유, 의료기구, 찜질방 등 다양한 분야에 활용되고 있습니다.

원적외선 작용은 의류가 가장 효과적

원적외선을 이용하는 건강 제품은 의류, 램프, 매트, 스탠드, 찜질기, 패드 등으로 다양합니다. 그 가운데 의류는 온몸을 커버하는 데다가 24시간 상시 착용이 가능해 가장 효과적인 데다가 비용도 합리적이어서 저비용 고효율의 높은 가성비를 자랑합니다.

원적외선 의류는 피부 깊숙이 원적외선을 전달하여 혈액 순환을 촉진하고 염증을 줄이며 관절 통증 및 근육 피로를 완화합니다. 또 열 전도성이 뛰어나 체온을 조절하는 데 도움이 됩니다. 게다가 전자파 차단 기능이 있어서 휴대폰이나 디지털 기기로부터 오는 전자파를 최소화할 수 있습니다. 특수한 소재와 기술로 제작된 원적외선 의류는 생체 전류를 증가시켜 에너지 흐름을 촉진하여 신체의 활동성을 높이는 것이 최대 장점입니다.

원적외선 의류는 100세 시대 건강 관리의 흐름을 주도하는 새로운 흐름이 될 것입니다. 우리는 이러한 원적외선 의류를 통해 건강한 삶을 누릴 수 있을 것입니다.

침투력이 강해 혈액 순환을 촉진

원적외선은 파장이 길고 에너지가 약해 피부 침투력은 근적외선보다 약하지만, 심부 체온 상승 효과는 탁월합니다. 반대로 근적외선은 파장이 짧고 에너지가 강해 피부 침투력이 좋아서 근육통이나 피로 해소에 효능이 있고 피부 표면을 데우지 않아 비교적 안전합니다.

제품을 선택해야 한다면 자신이 원하는 효과와 목적에 맞게 위의 차이점을 잘 살펴서 선택하면 됩니다. 둘 다 온열 요법에 사용되지만, 심부로부터의 발열은 원적외선이 더 도움이 될 것이며, 빠르고 깊숙한 피하지방 침투력을 원한다면 근적외선이 더 도움이 될 것입니다.

원적외선의 파동 에너지를 활용하면 체온을 정상으로 회복하여 신체 활동이 왕성해집니다. 혈액 순환이 원활해지고, 신선한 산소와 균형 잡힌 영양소가 충분히 공급되며, 노폐물 배출과 세포 활동이 활성화하고, 대사질환이 근본적으로 개선됩니다.

원적외선은 낮아진 체온을 회복시켜 면역력을 높이는 한편 여러 가지 작용으로 우리 몸의 건강을 돌봅니다.

첫째는 온열 작용으로, 신진대사를 증진하고 관절의 경직을 풀어 통증을 완화합니다.

둘째는 숙성 작용으로, 인체의 성장을 촉진하고 피부 상피 형성을 지속합니다.

셋째는 자정 작용으로, 혈액 순환을 촉진하여 영양분 공급을 원활하게 하고 몸속의 독소를 배출합니다.

넷째는 건습 작용으로, 몸속의 수분을 적정하게 유지하여 노폐물을 배출합니다.

다섯째는 중화 작용으로, 신진대사를 촉진하고 통증을 완화합니다.

여섯째는 공명 작용으로, 각 신체 기관에 영양분을 고루 보내 균형을 유지합니다.

　나는 이 책을 통해 원적외선이 어떤 원리로 잃어버린 체온 1도를 회복하여 질병을 예방하고 아픈 몸을 살리는지를 알리고자 합니다. 이 책이 나오기까지 자료 정리를 도와주신 분들에게 감사를 드립니다.

송봉준 씀

이 책은 다음과 같은 구성으로 **원적외선을 이용한 건강법**을 제시합니다.

먼저 **들어가며**에서는 왜 체온이 내 몸을 살리는지를 그동안의 실증 연구 성과를 근거로 밝힘으로써 원적외선을 이용한 건강법의 근거를 제시합니다. 이어 본문을 6개 장으로 구성하여, 원적외선과 온열 효과를 통한 건강법과 그것을 뒷받침하는 건강 전반에 관한 정보와 사례를 체계적으로 채웠습니다.

01 원적외선 건강법이 왜 이슈인가?

원적외선을 이용한 건강법의 이슈와 그 배경을 바탕으로 원적외선이 주목받는 이유를 알아봅니다. 이어서 태양의 전자기파에서 원적외선이 왜 중요한지, 현대인의 건강 적신호는 무엇이고 그 원인은 무엇인지, 건강 적신호를 청신호로 바꾸는 법은 무엇인지, 원적외선 의류를 통한 건강관리법에는 무엇이 있는지 알아봅니다.

02 생체 전기와 원적외선의 작용

생물의 세포를 자극하여 동작을 일으키는 전기 자극을 생체 전기라고 합니다. 발전소 역할을 하는 모든 생명체의 몸에 대해서, 그리고 신체의 모든 세포에 의해 전달되는 전기 신호에 대해서 알아봅니다. 이를 바탕으로 생체 전기와 원적외선 복사의 원리, 생체 전기와 원적외선의 작용과 힘, 생체 전기의 질병 치료의 일상적인 응용에 대해서 알아봅니다.

03 원적외선의 의학적 효능

원적외선과 자율신경의 작용은 긴밀한 연관성을 갖는데, 그에 따른 부교감신경의 활동에 대해 알아봅니다. 원적외선이 인체에 미치는 영향, 원적외선에 따른 자율신경의 강화 효과, 원적외선의 특징과 작용, 온열 효과에 대해 알아봅니다.

04 원적외선 의류 착용이 건강의 열쇠

원적외선 의류 착용이 왜 건강의 열쇠인지 그 근본 이유를 밝힙니다. 먼저 원적외선이 온열 작용을 통해 어떻게 자율신경계의 균형을 유지하는지, 수면과 휴식에 관여하는 부교감신경이 왜 피로 해소의 최고 작용으로 불리는지, 원적외선 온열 작용이 부교감신경의 균형을 어떻게 유지하는지에 대해 핵심 원리를 알아봅니다.

05 원적외선 요법으로 다시 찾은 건강 체험 사례

'죽음의 문턱에서 기사회생한 우리 엄마' 이야기를 시작으로 다양한 치유와 원적외선 요법의 탁월한 개선 사례들을 확인해 봅니다.

06 궁금증을 풀어주는 Q&A

여기서는 건강의 정의, 인체의 자율신경계 정의와 역할, 피로를 해소하는 데 부교감신경이 중요한 이유, 생체 전기의 정의와 인체에서의 역할, 원적외선이 질병 치유에 적합한 이유, 원적외선이 인체에 미치는 영향과 질병 치유에 작용하는 의학적 원리 등에 대한 궁금증을 풀어봅니다.

차 례

01 원적외선 건강법이 왜 이슈인가?

02 생체 전기와 원적외선의 작용

03 원적외선의 의학적 효능

04 원적외선 의류 착용이 건강의 열쇠

05 원적외선 요법으로 다시 찾은 건강 체험 사례

06 궁금증을 풀어주는 Q&A

원적외선 건강법이 왜 이슈인가?

원적외선은 태양이 보내는 전자기파다.

몸이 보내는 건강의 적신호에는 일정한 패턴이 있는데,

이 신호 역시 우리 몸에서 생성되는 전기, 즉 생체 전기 신호다.

적신호는 증상도 천차만별이며 이를 느끼는 감각도 사람마다 다르다.

그러므로 적신호를 놓치지 않고 즉각 감지하려면 내 몸의 주기적인 변화를

관찰하면서 내 몸과 끊임없이 대화하는 생활을 습관화해야 한다.

그러면 건강의 적신호를 전화위복으로 삼아 건강의 청신호로 바꿀 수 있다.

우리 몸의 건강도 시기만 놓치지 않는다면 회복할 수 있다.

1. 원적외선이 주목받는 이유

에너지 보존의 법칙이란 게 있다. 다른 말로 에너지 총량 불변의 법칙이다. "외부로부터의 영향이 차단된 물리계 내부에서 그 어떤 물리적 또는 화학적 변화가 일어나도 전체 에너지, 즉 에너지 총량은 불변"이라는 것이다.

구체적으로 말하면, 에너지가 다른 에너지로 전환될 때 전환 전후의 에너지 총합은 항상 일정하게 보존된다는 법칙이다. 운동량 보존의 법칙 및 각운동량 보존의 법칙과 함께 고전역학과 양자역학에서 일어나는 모든 물리현상을 설명하는 3대 법칙 중 하나다. 질량은 곧 에너지이므로 질량 보존의 법칙과 같은 의미를 공유한다.

그러나 에너지가 보존된다고 해서 함부로 에너지를 낭비해도 된다는 말은 아니다. 휴대전화를 오랫동안 사용하면 전기에너지가 열에너지로 전환되면서 조금씩 뜨거워지며, 이 열에너지는 다시 사용할 수 없다. TV에서 방출된 화면의 빛이나 스피커 소리도 빛에너지, 소리에너지로 전환되어 퍼져나간 후에는 재사용할 수 없다. 이처럼 거의 모든 에너지는 재사용하기 어려운 에너지 형태로 바뀌므로 에너지 보존의 법칙이 에너지의 무제한 사용을 용인하지는 않는다.

적외선은 이런 에너지 가운데 열에너지와 밀접하다. **열원에서 물체로 열에너지가 전달되는 방식에는 전도, 대류, 복사 3가지가 있다.** 전도는 열이 물체 내부를 통해 고온부에서 저온부로 이동하는 현상을 말한다. 대류는 유체의 온도가 높아지면 부피가 팽창하여 밀도가 낮아지고 부력이 커져서 결국은 위로 올라가려고 하는 원리의 순환 운동으로, 주전자의 물이나 방의 공기가 균일하게 가열되는 것을 말한다. 대기 중에서 일어나는 대류는 태양복사로 인해 지구 표면의 일부가 가열되어 분자들이 위로 올라간 후에 차가운 물질 표면에 닿으면 식어서 내려오는 과정을 말한다. 구름이나 천둥 같은 것이 대류 현상이다.

여기서 말하고자 하는 방식은 복사에 의한 열에너지 전달이다. 복사는 열원으로부터 전자기파를 통해 직접 물체에 열이 전달되는 현상이다. 태양열이 지구로 전달되는 방식이 바로 복사다.

전자파인 적외선은 복사 방식으로 열에너지를 전달하는데, 그 **복사의 속도는 빛의 속도다. 게다가 빛과 같은 모양으로 열원에서 직진하므로 반사판 사용으로 그 전달 방향을 바꿀 수도 있다.**

이런 원리를 이용한 것이 원적외선 사우나다. 우리가 겨울날 창 너머로 일광욕을 즐길 수 있는 것도 다 적외선 덕분이다. 농작물 온실 재배도, 태양열 온수기도 적외선이 있어서 가능한 것이다.

적외선 중에서도 근적외선이 아니라 **원적외선이 질병의 예방과 치료에 특효를 보이는 것은 '공명 흡수'** 때문이다. 유기체의 경우 적외선 스펙트럼이 나타나는 파장 영역이 거의 모두 원적외선 범위의 3~10μ이고, 근적외선 영역에서의 흡수는 거의 없다.

2. 태양은 전자기파와 원적외선으로 구분

태양광선의 전자기파

햇빛은 태양에서 나오는 전자기파다. 햇빛은 태양이 발산하는 수많은 전자기파 중 눈이 감지할 수 있는 가시광선 영역의 빛만을 의미하며, 그에 비해 햇볕은 태양이 비추면서 달궈지는 뜨거운 기운, 즉 피부로 느낄 수 있는 적외선 영역의 파장을 일컫는다.

이런 광선이 관측되는 시간이 낮이고, 관측되지 않는 시간이 밤이다. 밤에 비치는 달빛도 스스로 발광하는 것이 아니라 태양광이 달에 반사되어 비치는 빛이므로 엄밀히 말하면 달빛도 태양이 내뿜는 햇빛이다.

<u>햇빛은 지구 시스템에서 가장 많은 양을 차지하고, 다양한 날씨 변화 등에 영향을 미치는 에너지원으로 지구상의 거의 모든 생명 활동에 관여한다.</u> 인간이 현대에 사용하는 에너지는 대부분이 햇빛을 기반으로 한다. 석유, 석탄 등의 화석연료는 햇빛으로 살아갔던 고대 생물의 잔해다. 또 파도와 바람, 물의 순환, 해수 온도 차 등 친환경 신재생에너지도 근간은 햇빛이다.

태양광선은 여러 전자기파로 이루어졌으며, 그중에서 햇빛은 인간의 눈에 보이는 가시광선이 부분이다. 가시광선은 340~760㎚의 파장으로 이루어지며, 이 파장은 광합성 유효복사로 식물이 광합성을 효과적으로 할 수 있게 한다. 대기 중에서 자외선은 대부분 오존층에 흡수되고, 적외선은 이산화탄소와 수분에 흡수되므로 대기를 통과한 태양광선은 주로 가시광선이다. **가시광선 가운데 특히 660~730㎚ 파장의 적색 광선은 식물의 형태와 생리를 결정하는 데 중요한 역할을 한다.**

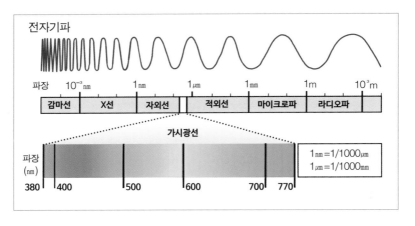

적외선의 종류와 활용

적외선은 전자기 스펙트럼에서 가시광선과 마이크로파 사이의 전자기파로 가시광선보다 파장이 길며 진동수가 더 낮다. 넓은 의

미에서는 빛이지만 인간의 눈에 보이지는 않는다. 자외선과 반대로 가시광선 영역에서 빨간색 쪽으로 벗어나므로 적외선으로 불린다. 자외선과 마찬가지로 이 영역대를 보거나 감지할 수 있는 동물도 있다. <u>적외선은 파장이 길어 에너지가 낮은 편이어서 자외선처럼 화학적·생물학적 반응은 잘 일으키지 못하고 주로 열을 전달하기 때문에 열선이라고도 한다.</u> 적외선의 파장 범위는 0.72~300 μm으로 측정된다. 인간이 가진 눈의 특성에 따라 가시광선에 아주 가까운 짧은 파장의 적외선은 볼 수도 있지만, 대개는 눈에 보이지 않는다.

■ 적외선의 종류와 역할 및 활용

종류	근적외선(NIR)		700~1,400nm 파장으로 통신, 의료 진단, 광학장치 등에 사용
	중적외선(MIR)		1,400~3,000nm 파장으로 화학 분석, 적외선 분광법 등에 활용
	원적외선(FIR)		3,000nm~1mm 파장으로 열카메라, 온도 측정, 의료 치료 등에 활용
역할 및 활용	역할		열을 전달하는 데 탁월하여 난방 시스템이나 물체의 온도 측정에서 널리 사용
	활용	의료건강	의료기기 활용, 혈액순환 촉진, 근육 통증 완화, 세포 회복 촉진 등 의료건강 분야에 폭넓게 사용
		통신 기술	리모컨과 같은 무선 통신 기기에서 데이터를 전송하는 데 사용
		물질 분석	적외선 분광법을 통해 다양한 물질의 성분을 분석할 수 있어서 화학, 약학, 환경 과학 등 다양한 분야에서 응용
		안전 보안	적외선 카메라는 어두운 환경에서도 물체를 식별할 수 있으므로, 보안 및 감시에 널리 사용

이거 알아요! **원적외선과 근적외선의 차이**

원적외선과 근적외선은 같은 적외선이지만 약간은 다르므로 혼동하기도 한다. 건강이 중요해지면서 둘 중에 어떤 치료기로 써야 할지 고민이 되는 부분이기도 하다. 두 가지의 차이점을 살펴보겠다.

구분	원적외선	근적외선
에너지원	가열된 물체에서 방출되며 세라믹, 각종 자연석, 고령토 등을 가열하면 양질의 원적외선 방사	빛이 나는 물체에 방출되며 붉은빛을 발하는 전등이나 램프에서 양질의 근적외선 방사
인체파 관계	인체파 대부분에 해당	인체파를 벗어난 파장
발열 부위	인체파와의 공명 흡수작용을 일으켜 인체 깊숙한 심부에서 체온 상승	파장이 짧고 에너지가 강해 피부와 피하조직 일부의 체온 상승

3. 현대인의 건강 상태는 적신호

　WHO(세계보건기구)는 건강을 "육체적·정신적 그리고 사회적 안녕 상태"로 정의한다. 정기 건강검진이란 게 있어서 특별한 병증이 없어도 해마다 한 번씩 질병의 예후나 건강 상태를 미리 점검한다. 그러나 엄격하게 건강과 질병을 계량화해서 나타내는 공식은 없다. 아무리 종합검진을 정밀하게 해도 완전하게 밝혀내지 못하는 '안녕하지 못한 상태'는 얼마든지 있다. 건강과 질병은 병원 진단도 중요하지만, 상대적인 개념이므로 당사자가 어떻게 느끼느냐 하는 정신적인 태도도 중요하다.

　미국에서는 이미 20여 년 전부터 건강을 자가 측정하는 자기식 설문 방식이 발전되어 왔다. 그리고 건강에 대한 측정은 신체적인 측면뿐 아니라 사회·문화적 측면과 정신적 측면까지 고려해야 한다는 주장이 더욱 설득력을 얻고 있다.

불건강 상태의 9가지 자가 진단법

캐나다의 생리학자 한스 세리에 박사는 '불건강 상태의 9가지 자가진단법'을 소개했다. 이 진단법에 자신의 상태를 적용해서 3가지 이상이 '그렇다'에 해당하면 건강에 적신호가 켜졌다고 보면 된다.

■ 불건강 상태의 9가지 자가 진단법

나타나는 증상	진행 정도		
	그렇다	가끔 그렇다	그렇지 않다
1. 잠자리에서 일어나도 여전히 피곤하다.			
2. 업무 능률이 떨어지고 의욕도 사라진다.			
3. 같은 실수가 반복되고 갈수록 잦아진다.			
4. 신경이 예민해져 작은 일에도 화가 난다.			
5. 골치가 아프고 현기증이 나며 어깨가 쑤신다.			
6. 눈이 자주 침침해지고 쉽게 피로해진다.			
7. 몸이 피곤해서 잠을 청해도 잠이 오지 않는다.			
8. 변비나 설사가 계속되거나 교대로 생겨난다.			
9. 식욕이 없어지고 담배나 술맛이 떨어진다.			

4. 건강의 적신호 원인은?

걷는 시간은 줄어들고 앉아 있는 시간이 늘어났다

현대인은 신체 활동이 점차 줄어들고 있다. 우리나라 성인의 절반 이상은 신체 활동이 부족한 상태로 나타났다. 걷는 시간은 줄어든 반면 앉아서 지내는 시간은 최근 10년 새 1시간 이상 늘어났다.

최근 들어 둘레길이 전국적으로 정비되어 걷기 환경이 좋아지면서 걷기가 유행하고 있지만, 규칙적으로 걷는 사람은 성인 4명 중 1명꼴에 불과하다. 규칙적인 걷기는 1회 30분 이상, 주 5회 이상 걷는 것으로 규정한다. 근육 강화 운동 역시 성인 4명 중 1명꼴이다. 유산소 운동과 근육 강화 운동을 모두 실천하는 성인 비율은 17%에 그쳤다. 앉아서 지내는 시간은 2014년 7.5시간에서 2024년 8.8시간으로 늘어났는데, 20대가 하루 9.9시간으로 가장 길고, 60대가 8.1시간으로 가장 짧았다.

오래 앉아 있을수록 만성 신장질환의 위험이 증가한다

신체활동량이 적을수록, 오래 앉아 있을수록 만성 신장질환 위험이 증가한다. 다만 앉아 있는 시간이 길어도 신체활동량을 그만큼 늘리면 위험이 증가하진 않는다.

특히 암 환자는 주요 사망 원인인 심혈관질환을 예방하기 위해 신체활동에 더욱 힘써야 한다. **암 환자가 신체활동을 멈추면 심혈관질환 발생 위험이 2배에 이르는 것으로 나타났다.**

60세 이상 고령자가 앉아 있는 시간이 1시간 늘면 음식을 먹거나 목욕, 걷기 등에 어려움을 겪는 신체장애가 발생할 확률이 50% 높아진다는 연구 결과도 있다. 하루 12시간을 앉아서 생활하는 고령자의 신체장애 발생 확률은 6%였으나 13시간 앉아 있으면 9%로 증가했다.

신체활동량과 나이, 체질량, 만성질환 유무 등 다른 요소가 같을 경우, 자신이 남들보다 덜 활동적이라고 믿는 사람의 사망률이 자기가 더 활동적이라고 믿는 사람보다 71%나 더 높게 나타났다. 실제적인 신체활동뿐 아니라 정신적인 자기 긍정도 신체 건강에 영향을 미친 것이다. 건강을 위해 신체활동을 열심히 하는 것도 중요하지만, 자신이 건강하게 생활하고 있다는 믿음도 그에 못지않게 중요하다는 걸 알 수 있다.

혈액이 탁하면 질병이 발생된다

혈액이 맑아야 건강한 신체라고 할 수 있다. 신체활동이 줄어드는 것뿐 아니라 혈액이 탁해지는 것도 건강의 적신호다. 그렇다면 무엇이 혈액을 탁하게 할까?

첫째는 과식과 과음이다. 음식을 너무 많이 먹고 술을 너무 많이 마신다. 생활환경은 점점 더 오염되어 숨쉬기조차 힘든데 담배까지 피워댄다. 이런 것이 모두 독소를 내뿜는 노폐물로 쌓여 혈액을 탁하게 함으로써 혈관계 질환을 일으킨다.

둘째는 먹는 것에 비해 턱없이 부족한 신체활동이다. 체중의 절반은 근육이고, 체온의 40% 이상은 근육에서 생산되는데, 움직임이 부족하면 체온이 낮아진다. 체온이 낮아지면 콜레스테롤, 중성지방, 당을 완전 연소하지 못한다. 불완전연소로 인해 쌓인 지방이 고지혈증과 고혈당까지 초래한다. 결국, 요산을 비롯한 여러 노폐물의 연소나 배설 기능도 떨어져 혈액이 더 탁해진다.

셋째는 계속되는 스트레스다. 스트레스는 피를 탁하게 할 뿐 아니라 암을 비롯한 만병의 근원으로 알려져 있다. 면역력 저하, 고혈압, 위궤양, 과민성 대장염, 천식, 탈모증, 갱년기 장애, 간염, 췌

장염 등 스트레스로 생기는 질병은 많다. 동서고금을 통해 건강과 장수의 비결로 단연 낙천적인 성격을 꼽는다. 그만큼 스트레스를 덜 받는 성격이기 때문이다.

넷째는 저체온 현상이다. 체온이 내려가면 콜레스테롤, 중성지방, 정제당, 요산 등이 불완전연소로 남아서 쌓여 혈액을 탁하게 만든다. 중성지방은 글리세롤의 지방산 에스터를 통틀어 이르는 말로, 생체의 에너지 저장 수단이다. 우리 몸은 필요한 에너지를 활용하고 남은 영양분을 간에 중성지방으로 저장하는데, 과도하게 저장되면 지방간이 발생한다. 지방간은 알코올 과다 섭취로 인한 알코올성과 과체중, 당뇨, 이상지질혈증 등으로 발생하는 비알코올성이 있다. 술을 마시지 않더라도 과잉 영양분이 중성지방으로 간에 축적되면 지방간이 발생할 수 있다는 사실을 알아야 한다.

다음은 지방간 수치가 높으면 나타나는 10가지 증상이다.

■ 중성지방 수치가 높아지면 나타나는 증상과 원인

증상	원인
식욕 감퇴	높은 지질 수치가 신체 호르몬 수치에 영향을 미쳐 식욕 감퇴
체중 감소	식욕 감퇴와 영양소 흡수 저하로 체중 감소
변비	지질 수치가 높아져 장운동 기능이 저하되어 변비 유발

설사	지방 소화의 부산물이 장 내벽을 자극하여 설사 유발
지방변	지질 수치가 아주 높아지면 장에 지방이 배설되어 지방변 초래
혈변	지질 수치가 아주 높아지면 장 점막 혈관이 터져 혈변 초래
메스꺼움	지질 수치가 높아지면 식욕이 떨어지고 메스꺼움이 발생
복통	지질 수치가 높아져 지방이 간을 둘러싸면 통증 발생
팽만감	지방이 소화관을 막으면 팽만감과 가스 발생
피로	소화 장애와 영양소 결핍으로 피로 발생

다섯째는 화학약품 오염이다. 현대의학은 대개 화학약품에 의한 치료에 의존하는데, 이는 대증요법에 지나지 않아 근본적인 치료가 되지 못할뿐더러 우리 몸을 화학약품으로 오염시켜 혈액을 탁하게 한다.

여섯째는 각종 오염물질에의 노출이다. 대기오염, 수질오염, 미세먼지, 각종 화학첨가물, 각종 호르몬과 항생제, 잔류농약 등의 오염물질은 혈액을 탁하게 한다.

혈액을 맑게 하는 6가지 방법

이렇게 혈액을 탁하게 하는 요소들이 있다면, 혈액을 맑게 하는 방법도 있게 마련이다. 우리가 일상에서 어렵잖게 실행하는 방법도 많다.

■ 혈액을 맑게 하는 6가지 방법

1. 물 많이 마시기	물은 노폐물 배출을 촉진한다. 하루 음용량을 충족하려면 '몸무게×30cc'를 마셔야 한다.
2. 10분 햇빛 보기	한국인 10명 중 9명이 비타민D 결핍이다. 비타민D 결핍은 골다공증을 유발한다. 최소한 하루 10분 정도는 햇빛을 보는 것이 좋다.
3. 숙면 취하기	밤 23~07시 8시간 수면에서 특히 24~03시의 숙면이 중요하다. 멜라토닌이 숙면을 유도하여 간의 휴식과 세포 재생을 돕는다.
4. 퇴계의 호흡법	퇴계 이황이 즐겨한 육자결 호흡법은 하(심장)~허(간)~호(비장)~후(폐)~푸(신장)~휴(화병) 호흡으로 피를 맑게 한다.
5. 유산소 운동	달리기, 수영, 자전거 타기, 등산, 걷기 같은 유산소 운동을 하면서 호흡을 잘하면 신진대사 촉진으로 피가 맑게 된다.
6. 식이요법	마늘, 양파, 콩, 버섯, 보리, 현미, 녹차, 연근, 빨간색 채소 등은 노폐물 배출을 촉진하여 혈액을 맑게 한다.

　위와 같은 방법도 혈액을 맑게 하는 데 좋지만, 원적외선 요법도 혈액을 맑게 하여 체질을 건강하게 개선하고 질병을 예방하는 데 특효가 있다. 원적외선은 우리 몸을 따뜻하게 하여 낮아진 체온 1℃를 회복시킴으로써 혈액을 맑게 하는 것은 물론 모든 신체기능을 정상화하도록 작용한다.

5. 건강 적신호를 건강 청신호로 바꾸는 법

건강은 경고를 받는 순간이 가장 중요하다

1931년, 미국 여행보험사의 손실통제 부서에 근무하던 허버트 윌리엄 하인리히는 산업 재해 사례를 분석하다가 일정하게 반복되는 법칙을 발견했다. 큰 재해로 1명의 사상자가 발생한 시점에서 이전의 사례를 조사한 결과 같은 문제로 경상자가 29명 발생하고 역시 같은 문제로 다칠 뻔한 사람이 300명이었다는 점을 발견했다. 그는 이 조사 결과를 바탕으로 큰 재해가 어느 날 우연히 갑자기 발생한 것이 아니라 반드시 그 전에 사소한 사고 등의 징후가 있었음을 실증적으로 밝혀낸 것이다.

우리 몸도 병증이 나타나기 전에 이처럼 다양한 양상으로 신호를 보낸다. 그것을 적신호라고 한다. 다음은 건강에 이상이 있음을 몸이 알려주는 대표적인 적신호다.

■ 건강의 적신호와 발병 의심 질환

적신호	발병 의심 질환
냄새 독한 방귀가 잦음	장내 종양으로 대사 작용 장애
땀이 많고 더위 못 참음	갑상선 기능 항진증으로 에너지 과잉 생성
혈변이 계속됨	대장암과 같은 대장 질환
손톱이 희거나 노래짐	만성간염 또는 폐질환
트림이 자주 나옴	위염 또는 위암
심장 박동 불규칙	심신장애 (사물 판별이나 의사결정 능력이 불완전한 상태)
잇몸이 붉게 변하거나 부음	치은염 또는 치주염
요통을 동반한 복부 통증	위궤양, 위하수증, 장 유착, 췌장염 같은 내장질환
촉촉한 귀지가 계속 나옴	유방암
키가 작아짐	심장질환 또는 호흡기질환

■ 얼굴에 나타나는 건강의 적신호와 발병 의심 질환

적신호	발병 의심 질환	개선에 좋은 음식
다크 서클	간이나 위장 관련 질환	포도, 딸기, 상추
입술이 자주 틈	비장이나 위장 관련 질환	참외, 고구마, 꿀, 흑설탕차
기미 주근깨	간과 신장 등의 혈액순환 이상	알로에, 레몬, 녹차
창백한 얼굴	폐 관련 질환	뽕잎차, 율무, 살구
검푸른 얼굴	간 관련 질환	오가피차, 사과, 오이, 해초
붉은 얼굴	심장 관련 질환	녹차, 구기자차

거무스레한 얼굴	신장 계통 이상	감잎차, 산수유차, 녹두, 바나나
누렇게 뜬 얼굴	소화기관 관련 질환	모과차, 쑥차
볼에 난 뾰루지	위장 관련 질환	꿀차, 오렌지
입에 난 뾰루지	신장 또는 자궁 이상	딸기, 당근, 보리차, 결명자차
이마에 난 뾰루지	폐 관련 질환	우유
코 주변의 종기	간 관련 질환	채소, 과일 (키위, 사과)

적신호는 "건강은 건강할 때 지키라"는 경고

몸이 보내는 건강의 적신호에는 일정한 패턴이 있다. 증상도 천차만별이며 이를 느끼는 감각도 사람마다 다르다. 그러므로 적신호를 놓치지 않고 즉각 감지하려면 내 몸의 주기적인 변화를 관찰하면서 내 몸을 끊임없이 체크하는 생활을 습관화해야 한다. 그러면 <u>건강의 적신호를 전화위복으로 삼아 건강의 청신호로 바꿀 수 있다. 우리 몸의 건강도 시기만 놓치지 않는다면 위기가 곧 기회인 것이다.</u>

우리 몸이 건강의 적신호를 보내는 뜻은 "건강은 건강할 때 지키라"는 것이다. 그러려면 평소 일상에서 건강에 특히 큰 영향을 미치는 음식에 대한 정보를 정확히 알고 지키는 게 중요하다. 술, 커피, 소금, 설탕 같은 식품은 우리의 일상과 늘 함께하는 사실상 필

수 식품이지만, 유익과 유해가 동전의 양면처럼 하나로 되어 있어서 그 경계를 명확히 구분 하기가 어렵다. 중요한 점은 과잉 섭취하지 않는 것이다.

6. 원적외선 의류를 통한 건강 관리

우리가 이비인후과에 가서 치료를 받고 나면 치료받은 귀나 코에 3분쯤 쬐게 하는 빨간 광선이 바로 원적외선으로, 항균 작용을 한다. 치료 부위의 습기를 말리는 부수 효과도 있지만, 근본적으로는 잡균을 사멸하여 치료 부위의 감염을 예방하는 효과가 있다.

<u>의류는 이런 원적외선을 하루 24시간 내내 온몸에 쬐는 작용을 한다.</u> 원적외선을 질병 예방이나 치료에 이용하는 다른 수단도 많지만, <u>의류처럼 원적외선을 항시 쬐어서 그 효과를 최대화하는 수단은 없다.</u>

원적외선 의류를 입으면 옷에서 몸으로 원적외선이 고르게 방사되고 그 원적외선에서 음이온이 방출된다. 원적외선은 방사 에너지가 많으면 많을수록 좋다.

수분 부족이나 스트레스, 음식, 환경 등의 영향으로 혈액의 점도가 높아지면 크고 작은 혈전이 형성되어 모세혈관을 잘 통과하지 못하면서 산소와 영양소의 공급이 떨어진다. 또 노폐물도 바로 배출되지 못하고 쌓인다. 이러한 곳의 세포는 노폐물의 산성 독성을 피하기 위해 세포막을 두껍게 만든다. 이리하여 산소의 공급이 현저히 부족해진 세포는 산소 대신 노폐물인 젖산으로 포도당을 발효해 우리 몸의 에너지 공급 물질인 ATP를 생산하도록 세포의 유전자 발현을 변화시켜 암세포로 만든다.

이런 사태를 예방하기 위한 혈액순환 촉진 방법으로는 건강한 식생활, 운동과 충분한 수면, 몸의 탈수를 예방하는 충분한 수분 섭취, 스트레스를 피하는 건강한 정신 생활 등이 있지만, 현대의 복잡한 생활 환경에서 이를 지키기란 거의 불가능하며 설령 다 지킨다 해도 오염된 생활 환경에서는 충분하지 않다.

그래서 신체의 세포 활동과 혈액의 흐름을 활발하게 해주는 원적외선이 주목받게 되었다. 모든 물질은 그 구성 원자 간의 운동을 통하여 고유한 파동에너지를 가지며, 같은 파장대의 에너지를 흡수하는 공명 작용을 통하여 에너지가 커진다. 유기체 대부분은 물과 단백질로 이루어져 7~11㎛대의 파장을 흡수한다. 이러한 유기체에 10㎛ 파장대의 원적외선을 쬐면 물을 중심으로 유기체 내의 세포와 구성 물질의 활동이 활발해진다. 이는 같은 파장의 에너지를 받은 물과 세포를 구성하는 물질의 운동에너지가 커지기 때문이다. 이는 곧 대사 작용의 촉진으로 연결된다.

원적외선은 큰 군집을 이루고 있는 물의 운동에너지를 크게 하여 작은 군집의 물로 변화시킨다. 이렇게 활성화된 물은 조직액,

세포액으로 활용성이 높아질 뿐 아니라, 혈액 내에 생성된 혈전을 이루고 있는 혈구들 사이로 잘 침투하여 혈전을 풀어줌으로써 혈액의 흐름이 좋아지고 혈구들은 좁은 모세혈관을 원활하게 통과할 수 있다.

혈액의 흐름이 좋아지면 말단 세포에 산소와 영양소의 공급이 활발해지고 노폐물의 배출이 원활해진다. 또 혈액과 세포 사이에 수분이 잘 교환되어 모든 조직이 물을 충분히 공급받는다.

생명체의 모든 생명 활동은 물을 기반으로 한 화학반응이다. 신경을 통한 정보의 전달이나 모든 효소와 호르몬의 생성과 분비와 같은 생명 활동이 활발해진다. 이러한 생명 활동이 제대로 이루어지지 않을 때 몸의 취약한 부분부터 문제가 발생한다. 우리 몸에 물이 충분히 공급되고 또한 몸 안에서 물의 기능이 최적화되었을 때 흡수와 배출이 잘 이루어지고 모든 조직의 기능도 원활히 작용하여 최상의 건강을 유지하게 된다. 혈액순환이 좋아진다는 것은 각종 대사질환의 기저 원인이 개선되고 사라진다는 것이다. 한마디로, 피가 잘 통하는 것이 곧 건강의 기본 바탕이다.

원적외선을 건강 개선을 위해 활용하는 방법으로는 원적외선 조사기나 원적외선 사우나와 같은 열을 이용한 복사 장치를 이용하는 방법, 태양광선이나 체온과 같은 주변 원적외선 에너지를 흡수하여 재복사하는 물질을 활용하는 방법이 있다.

태양에서 복사되어 지구상 모든 생명의 근원이 되는 햇빛은 가장 풍부한 원적외선의 원천이다. 햇빛의 65%가 적외선 파장이며 태양열이 주는 열에너지는 이 적외선에 실려 온다. 우리가 사는 지구 환경에서는 무한한 원적외선 에너지가 존재한다. 지구상에 존재하는 물질 중 일부 물질은 원적외선을 흡수하여 자체 분자 내의 입자 운동이 활발해지면서 흡수한 것과 같은 파장의 원적외선을 복사한다.

우리 생활 주변의 많은 물질이 원적외선 복사체다. 우리가 입고 생활하는 섬유도 대개 흡수한 원적외선 에너지의 30% 정도를 재복사해 준다. 그러나 특별히 고효율의 원적외선 복사체가 아닌 일반적인 복사체는 우리의 건강에 영향을 주지 못한다. 우리가 태어나면서부터 그러한 환경 속에서 살아왔기 때문이다. 그러나 <u>우리 몸은 고효율의 원적외선 복사체를 접하게 되면, 피로가 빨리 회복된다거나 잠이 잘 오는 등 이들 고효율의 원적외선 복사체로부터 좋은 영향을 받게 된다. 보통 80% 이상의 복사율을 나타내면 기능성 원적외선 재료로 활용할 수 있다.</u>

다이아몬드나 옥, 자수정과 같은 일부 보석은 90%대의 높은 복사 효율을 보인다. 그러나 이러한 보석은 수량도 많지 않을 뿐 아니라 가격도 비싸서 활용하기가 쉽지 않다. 그러나 <u>섬유를 이용한 의류는 복사 효율이 높으면서도 가격이 상대적으로 저렴하여 건강을 위한 원적외선 복사체로 이용하기에는 안성맞춤이다.</u>

이러한 고효율의 복사체의 도움을 장기간에 걸쳐 꾸준히 받게 되면 우리 몸 안에 이상을 일으킨 조직이나 세포는 그 고유의 기능이 활발해지면서 회복된다. 예를 들어 효소를 만들어내는 세포는 혈액을 통한 원료의 공급도 활발해지고 또 세포 안의 물과 소기관들의 활동이 활발해지면서 효소의 생산 활동이 왕성해진다. 이러한 상태가 상당 기간 계속되면 그동안 왜곡되거나 억제되었던 조직이나 기관이 원래의 건강한 상태로 자연스럽게 회복된다.

다음 장에서는 생체 전기의 흐름과 원적외선의 작용에 대해 구체적으로 알아보자.

생체 전기와 원적외선의 작용

생체 전기는 동물뿐 아니라 수생생물인 조류에서 대장균에 이르기까지
모든 생명체에 존재하는 것으로 밝혀졌다.
식물은 포식자가 나타나 방어가 필요하면 생체 전기를 이용해
몸 전체 곳곳에 경고 메시지를 보내고, 효모나 곰팡이 또는 버섯 같은 균류는
미세한 덩굴손으로 좋은 먹이를 감지하면 생체 전기 신호를 통해
서로 소통하며 정보를 공유한다.
우리 인체는 생체 전기를 신경계에서 정보를 교류하는 데 쓰고,
인체의 장기도 전기자극을 통해 저마다 제 역할을 한다.

1. 생체 전기와 원적외선

발전소 역할을 하는 모든 생명체의 몸

생체 전기는 생물체의 몸속에서 발생하는 미세한 전기를 일컫는다. 모든 전기에너지는 전위와 전류를 띠는데 생체 전기도 마찬가지로 전위와 전류를 띤다. 생체 전기는 여러 생물학적 과정으로 생겨나는 미세한 에너지다.

생체 전기는 동물뿐 아니라 수생생물인 조류에서 대장균에 이르기까지 모든 생명체에 존재하는 것으로 밝혀졌다. 식물은 포식자가 나타나 방어가 필요하면 생체 전기를 이용해 몸 전체 곳곳에 경고 메시지를 보내고, 효모나 곰팡이 또는 버섯 같은 균류는 미세한 덩굴손으로 좋은 먹이를 감지하면 생체 전기 신호를 통해 서로 소통하며 정보를 공유한다. 박테리아는 자신이 속한 군집을 항생제 내성으로 가진 군집으로 성장시킬지 하는 것을 결정할 때 생체 전기 신호를 이용한다. 심지어 원생동물 같은 미세한 유기체도 생체 전기 신호를 통해 의사를 소통하는 것으로 알려졌다.

우리 인체는 생체 전기를 신경계에서 정보를 교류하는 데 쓰고,

인체의 장기도 전기 자극을 통해 저마다 제 역할을 한다.

이렇듯 생명체 내에 흐르는 자연발생적인 전류, 즉 생체 전류는 인류(신경계)가 존재하기 전부터 존재해온 것으로 밝혀졌다. 전류는 최초의 돌연변이 어류가 상륙하기 전부터 생명체 안에서 흘렀다. 모든 생명체 안에서 가장 먼저 발생한 것이 생체 전류라는 사실로써 우리 몸은 전기 자극으로 활동한다는 것이 밝혀졌다.

생명체의 몸속에서 일어나는 생체 전기는 전자의 흐름이 아니라 칼륨 이온, 나트륨 이온, 칼슘 이온과 같이 대개 양전하를 띤 이온의 활동으로 생성된다. 우리 몸의 지각운동, 인지 작용은 뇌 및 뇌 내부와 모든 장기 사이의 신경계에서 이런 이온들이 활동하면서 생성되는 신호 시스템으로 이루어진다.

우리 몸이 지각하고 인지하고 운동하는 모든 작용이 이 신호 시스템에 의존한다. 가령, 넘어졌을 때 무릎이 다쳐 아프거나 살갗이 긁혀 피가 났다가 아무는 것 등이 모두 이 신호 시스템으로 인한 작용이다. 또 음식을 먹을 때 뜨겁다거나 차갑다거나 하는 감각, 사탕을 먹을 때 달콤하다고 느끼는 맛, 목마를 때 물을 마시면 시원하다는 느낌 등도 모두 이 신호 시스템으로 인한 작용이다.

우리가 사용하는 전기가 발전소에서 만들어지듯이 생명체의 몸도 발전소 역할을 한다. 인체로 말하면, 그것을 구성하는 수십조 개의 세포 하나하나가 모두 미세한 전압을 가진 작은 배터리라고 할 수 있다.

세포가 쉴 때 세포 내부의 전압은 세포 외부보다 70mV 정도 음전하를 띤다. 이 상태를 유지하기 위해 세포는 세포막을 통해 이온들을 끊임없이 유입시키거나 유출시킨다. 70mV 정도는 보청기에 공급하는 전력에 따른 전압의 1,000분의 1에 불과하므로 별 차이가 아니라고 생각할 수도 있겠지만, 뉴런의 차원에서 보면 작은 차이가 아니다.

잠깐! 더 알아보기　　**신경전달물질과 뉴런**

인체의 화학 메신저로 알려진 신경전달물질은 신경계에서 뉴런과 뉴런 사이나 뉴런과 근육 사이의 메시지를 전달하는 천연 화학물질이다. 뉴런은 신경섬유를 따라 전기 신호를 보내고 뉴런과 뉴런 사이의 시냅스는 신경전달물질로 연결하여 뇌신경 회로망을 만든다. 신경전달물질은 뉴런에 촉진제, 억제제, 조절제의 3가지 방식으로 작용한다.

신경전달물질 대부분은 작은 아민 분자이거나 아미노산이거나 신경 펩타이드이다. 지금까지 알려진 신경전달물질은 12개 정도의 아민이나 아미노산 분자와 100여 개의 신경 펩타이드가 있다. 주요 신경전달물질에는, 말초신경계에서 운동 뉴런과 자율신경 뉴런의 메신저 역할을 하며 중추신경계에서는 인지기능에 중요한 역할을 함과 동시에 알츠하이머 치매에도 관련이 있다고 알려진 '아세틸콜린', 중추신경계에서 중심적인 흥분성 신경전달물질로 중추신경계의 15~20%를 차지하는 '글루타메이트', 뉴런의 지나친 활동을 억제하여 불안 · 의기소침 · 두려움 · 스트레스 등을 해소하는 '가바(GABA)', 성취감을 느낄 때 쾌감을 주는 신경전달물질로 의욕이 지나쳐서 과다 분비되면 에너지 고갈로 일찍 죽을 수 있고 적게 분비되면 파킨슨병이나 치매에 걸릴 수 있다고 하는 '도파민', 대사 작용과 체온 조절 그리고 수분조절을 담당하는 '히스타민', 감동했을 때 기쁨을 느끼게 하고 노화를 방지하며 면역력을 높여주는 신경전달물질로 모르핀의 5~6배나 진통 효과가 있는 대신에 운동 중독을 일으키기도 하는 '베타 엔돌핀', 마음의 평화를 주는 신경전달물질로 장에서 90%가 분비되고 뇌에서는 10%만 분비되는 '세로토닌', 화를 내거나 긴장할 때 분비되는 '노르아드레날린', 공포를 느낄 때 분비되는 '아드레날린' 등이 있다.

우리 뇌에는 860억 개의 뉴런이 있는데, 이 뉴런 대부분은 척추를 따라 심장, 근육, 피부, 이목구비, 장 등 신체 각 부위로 뻗어 나가 동작하고 감지하는 등의 다양한 일을 한다. 뉴런마다 4개의 미토콘드리아가 들어 있어서 신경전달물질을 만드는 핵심 원료인 콜린을 분리한다. 이 콜린이 부족해지면 신경전달물질의 공급 부족으로 뇌에 이상이 온다. 아세틸콜린만 부족해도 기억력이 저하되고, 우울증이 발생하며, 알츠하이머 치매에 걸린다. 이런 작용도 모두 생체 전기 신호와 연관되어 있다.

신체의 모든 세포에 의해 전달되는 전기 신호

우리 몸의 신경 자극이 신경섬유를 타고 전달되는 동안 뉴런에서는 통로들이 열리면서 전하를 띤 수백만 개의 이온이 그 통로들을 통해 세포 안으로 유입되고 세포 밖으로 유출된다. 전하가 이처럼 대규모로 이동하면서 발생하는 전기장은 미터당 100만V에 이른다. 우리 신체가 외부에서 이 정도 세기의 전압, 아니 그 100분의 1 세기의 전압에만 노출되어도 살아남을 수 없다. 그런데 인체 내부의 뉴런은 상시로 이 정도 세기의 전압에 노출되어 활동한다.

이런 생체 전기는 뇌에만 존재하는 게 아니다. 장기간의 연구를 통해 생체 전기 신호는 지각과 운동을 담당하는 세포뿐 아니라 신체의 모든 세포에 의해 전달된다는 사실이 밝혀졌다.

가령, 피부 세포도 모두 고유의 전압을 가지며, 이 전압들은 주변의 피부 세포가 지닌 전압과 결합해 전기장을 형성한다. 피부를 당겨서 전극을 연결하면 작은 전구를 밝힐 수 있다는 사실이 그것을 증명한다. **우리 몸이 상처를 입어 이런 전기장이 손상되면 우리는 곧바로 전기장의 손상을 느낄 수 있다.** 잘못하여 혀나 뺨 안쪽을 깨물었을 때 드는 따끔한 느낌이 바로 전기장 손상에 따른 것이다. 전기장이 손상된 세포들이 주변의 세포들한테 도움을 청하는 신호를 보내는 과정에서 따끔한 느낌이 발생하는 것이다.

뼈와 치아를 구성하는 세포를 비롯하여 신체 조직의 안팎을 덮은 상피세포, 혈액세포에서도 전기가 흐른다. 그러니까 각각의 세포는 미세한 전압을 발생시켜 세포 내부에서 그리고 세포 안팎 사이에서 서로 소통하게 하는 미니 발전소라는 것이다.

한때는 이런 비신경세포가 노폐물 처리나 에너지 같은 사소한 관리 작업을 위해서만 생체 전기 신호를 이용한다고 여겼다. 하지만 비신경세포가 자궁 내 태아의 팔다리나 코와 귀와 같은 신체 부위가 발달하는 과정에도 중요한 역할을 하는 등 훨씬 더 광범위한 일을 처리한다는 사실이 최근의 연구로 밝혀지고 있다. 게다가 생체 전기 신호 교란으로 발생할 수 있는 기형아 출산 문제 해결이나 암의 전이를 막을 방법 등도 연구되고 있다.

2. 생체 전기와 원적외선의 작용과 힘

뉴런의 동시 발화는 모든 학습의 기초

인체에서 뇌의 운동 담당 영역에 미세한 전기충격을 가하면 뇌의 주의력과 집중력이 더 강화됨으로써 내내 책상에만 앉아 있던 학자나 사무원이 일급 야전 전투 요원으로 변모할 수 있다는 것이 시험으로 증명되고 있다.

이런 원리로 우리 몸속의 생체 전기로 인한 미세한 전류가 뇌 내 뉴런들의 연결성을 강화하여 동시에 더 많은 뉴런이 더 효율적인 신경 발화를 하도록 만들 수 있다는 것이다.

뉴런의 동시 발화는 모든 학습의 기초이므로 전기장을 가해 뉴런의 발화 속도를 높이면 새로운 기술을 학습하는 속도가 획기적으로 빨라진다는 논리에 기초한 주장이다.

하나의 사례를 들면, 농구를 망친다는 비난을 들을 만큼 무적으로 군림해온 미 프로농구 골든스테이트 워리어스의 선수들은 실전에 나서기 직전에 가진 연습에서 늘 헤드기어를 착용했다. 이 헤드기어에는 전기장을 흘려 뇌 안의 뉴런들을 자극하는 장치가 부착되어 있었다.

미 국방성에서 비밀 프로젝트에 사용한 수천만 원짜리 두뇌 능력 강화 프로그램 헤드기어가 아니라 기껏 수십만 원짜리 헤드기어에 불과했지만, 정신력을 증강하고 싶어하는 운동선수들이 즐겨 쓰는 헤드기어다. 그런데 이 헤드기어를 미국 올림픽 스키 선수들도 썼다는 사실이 알려지면서 '뇌 도핑' 의혹까지 받았다.

 이거 알아요? **인체가 하루에 생산하는 전기량**

인체는 매일 적정량 이상의 생체 전기를 생산하고 소모한다. 그렇다면 생명 활동에 필요한 생체 전기를 인체는 하루에 얼마나 생산하고 얼마나 소모할까?

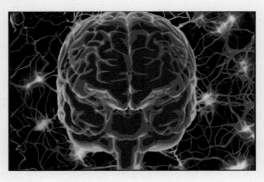

성인 1인이 1시간 휴식을 취할 때 전력으로 치면 대략 100~120W의 에너지를 사용한다. 이 가운데 뇌가 소모하는 에너지가 20~25W로 20%를 차지한다. 노트북 컴퓨터가 시간당 50W 안팎의 전력을 사용하는 것과 비교하면, 뇌는 노트북 컴퓨터의 40~50% 정도의 전기를 사용하는 셈이다. 그렇다면 인체가 하루에 사용하는 전기량은 2,400W 정도라고 볼 수 있다.

그렇다면 인체는 이 많은 전기를 어떻게 얼마나 생산할까? 숨을 쉬고, 심장이 뛰고, 혈액이 흐르는 등 인체에서 일어나는 생리현상은 생명을 유지하는 생명 활동에서 발생하는 에너지가 바로 생체 전기다. 생명 활동의 가장 좋은 예는 '체온' 이다. 인간이 생활하기 좋은 온도는 여름이 26℃, 겨울이 18~20℃ 정도가 평균이라고 할 수 있다. 그러나 체온은 항상 36℃ 안팎을 유지하므로 여름에는 10℃ 정도의 온도를 올리기 위해, 겨울에는 16~18℃ 정도의 온도를 올리기 위해 인체는 부지런히 활동한다.

이런 활동을 통해 올라가는 체온을 전기에너지로 환산하면 110~120W가 된다. 1시간을 걸으면 5.0~8W, 책을 보면 190W, 격렬한 운동을 하면 700W, 대화를 하면 0.3~0.4W, 잠을 자면 75W, 호흡을 하면 0.4W의 전기가 만들어지는데, 이 수치를 합하면 1,090~1,100W가 된다.

이 수치는 개인에 따라 차이가 있겠지만, 이 정도 전력이면 스마트폰을 400번 넘게 충전할 수 있고, 전구를 10개 이상 켤 수 있다. 하지만 아직 밝혀지지 않은 전기 생산의 비밀도 많아서 실제로 인체가 하루에 얼마만큼의 전기를 생산하는지는 정확히 알 수 없다.

인체는 출생 때부터 5~6V의 전기를 자체 생산하지만, 노인이 되면 그 생산량이 2.5V 이하로 뚝 떨어진다. 인체 세포는 약 6개월을 주기로 생성과 소멸을 반복하는데, 새로운 세포를 만들려면 평소보다 3배 정도의 생체 전기가 더 필요하다. 이때 생체 전기가 부족하면 암에 걸릴 확률이 커진다.

인체의 어떤 기관이 상처를 받으면 그 부위는 전기저항이 높아져 전류가 적게 흐르게 되고, 그러면 근육이 수축하면서 혈류량이 줄어들며, 산소의 양도 줄어든다. 결국, 노폐물이 배설되지 않고 쌓여 질병을 일으킨다. 그런데 생체 전기 생산량마저 부족하게 되면 뇌에 이상 신호를 전달하지 못하는 곳이 늘어나면서 건강을 잃기 쉽다.

세포 내의 전기 신호에 달린 인체의 건강

생체 전기를 연구하는 과학자들은 생물의 몸이 가진 다양한 전기적 특성의 집합을 흔히 '일렉트롬(electrome)'이라고 부른다. 최신의 연구 결과로 일렉트롬의 암호 해독이 가능해졌을뿐더러 그 암호를 직접 작성해내는 방법을 알아내는 것도 시간문제일 것이라고 알려졌다.

오늘날 과학자들은 치유에서 재생과 기억에 이르기까지 모든 것을 담당하는 세포 내부의 전기 회로를 재조정할 수 있는 획기적인 방법을 찾고 있다. 가령, 건강한 세포가 암세포로 변하면 전기 신호도 따라서 급격하게 변화하는데 이 전기 신호를 정상으로 회복시킴으로써 암세포를 다시 건강하게 만드는 방법 같은 것이다.

또 일군의 과학자들은 뇌의 특정한 전기적 활동 패턴이 만들어내는 특정한 감각 경험을 기록할 수도 있고 나아가 덮어쓸 수도 있다는 실험 결과를 바탕으로 실제 피부와 똑같이 느낄 수 있는 인공 피부 만들기에 나서고 있다.

세포가 생체 전기를 통해 실제로 다양한 메시지를 전달할 수 있다면, **세포의 생체 전기 암호 해독과 암호 조작은 유전자 치료나 화학치료의 한계를 극복함으로써 의료의 일대 혁신을 일으킬 수 있다.** 그렇게 되면 그 파장은 실로 엄청날 것이다. 천문학계에서 망원경을 발명한 사건만큼이나 엄청난 의학계의 지각변동이 일어날 게 분명하다.

모든 생명의 기본은 이온들을 분리하고 통과시키는 세포막에 있다. 거의 모든 세포가 이 자가 발전기를 가지고 있어서 전위차를 이용한다. 여기서 이온은 전하를 띤 입자, 즉 양전하 또는 음전하를 띤 원자다. **신체의 모든 세포는 유체로 둘러싸여 있는데, 인체의 60%가 물이라는 말도 여기서 나온 것이다.** 세포외액으로 불리는 유체에 녹아 있는 이온의 분포는 바닷물에 들어 있는 이온의 분포와 흡사하다. 바닷물과 마찬가지로 세포외액에도 나트륨 이온과 칼륨 이온이 대량으로 들어 있고 칼슘 이온, 마그네슘 이온, 염소 이온 등은 소량으로 들어 있다. 전기 신호의 세포막 통과 여부는 신경세포 안팎에 존재하는 이 이온들의 농도에 따라 결정된다.

활동전위는 이온들의 농도 변화에 따라 발생한다는 것, 즉 신경 섬유를 통한 전기 신호의 전달은 나트륨 이온과 칼륨 이온의 절묘한 농도 변화에 따른 것이다. 링거액의 비밀도 바로 여기에 있다. 이온들을 정밀하게 섞어 만든 이 링거액이 생체 기관의 활동 에너지가 되는 원리는 이 용액이 신경 자극이 신경을 타고 전달될 수 있게 하는 데 있다. 만약 이온이 없다면 신경 신호가 전달수 없으므로 신체는 숨을 쉴 수도 없고, 음식을 삼키거나 소화할 수도 없으며, 심장도 뛰지 않게 된다.

3. 생체 전기의 질병 치료 응용

　전기자극은 두뇌 능력 증강뿐 아니라 몸과 마음의 질병을 치료하는 데도 다양한 방식으로 사용된다. 가령, 파킨슨병 치료의 마지막 수단으로 여겨지는 뇌심부자극술은 동작 문제를 일으키는 뇌의 깊은 핵 부위에 미세한 전극을 끼워넣어 증상을 완화하는 치료법이다.

　이 치료법의 성공에 탄력을 받은 의학자들은 비만, 간질, 불안, 강박 같은 다른 질병도 이 치료법을 적용하는 시험을 계속하고 있다.

이거 알아요?	전기자극으로 잠든 뇌를 깨운 사건

심장 박동에서 전기가 핵심 역할을 하듯이 뇌에서도 전기가 중요한 작용을 한다. 인체는 미세한 전기 신호가 신경을 타고 흐르며 몸의 상태를 뇌로 전달하는데, 신체에 흐르는 전류는 수십 μA(마이크로 암페어) 수준의 미세전류, 즉 생체 전기다. 그러한 생체 전기와 유사한 크기의 미세

전류를 상처에 흐르게 하면 세포가 활성화돼 치유가 빨라지고 통증이 조절되는 효과가 있다. 이런 사실은 여러 임상에서도 밝혀지고 있지만, 프랑스 연구팀은 15년이나 잠들어 있던 식물인간의 의식을 깨웠다. 프랑스 국립인지과학연구소 연구팀은 2017년 9월 25일 국제학술지(커런트 바이올로지)에 "교통사고로 15년간 의식이 없던 35세 환자의 신경에 3개월 동안 전자약으로 전기자극을 줬더니 주변 사람들의 말과 행동에 반응하기 시작한 것"으로 발표했다.

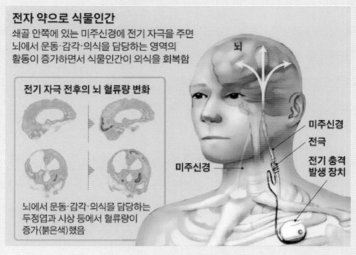

전자 약으로 식물인간
쇄골 안쪽에 있는 미주신경에 전기 자극을 주면 뇌에서 운동·감각·의식을 담당하는 영역의 활동이 증가하면서 식물인간이 의식을 회복함

전기 자극 전후의 뇌 혈류량 변화

뇌에서 운동·감각·의식을 담당하는 두정엽과 시상 등에서 혈류량이 증가(붉은색)했음

뇌

미주신경
전극
전기 충격 발생 장치

미주신경

출처: 프랑스 국립인지과학연구소

신경에 전기자극을 주어 식물인간의 잠든 뇌를 깨운 것인데, 미주신경은 뇌에서 시작해 목, 척추로 연결되며 부교감신경과 감각 및 운동신경의 역할을 한다. 여기에 이상이 생기면 의식을 잃거나 신경이 마비되는

치명적인 증상을 보이게 된다. 통신망의 잡음을 제거하듯 인위적인 전기자극으로 뒤엉켜버린 신경 신호를 교정해 치료 효과를 낸 것이다. 오늘날 이런 생체 전기 신호에 따른 연구의 개가는 단지 일부 보완의학자들의 주장이 아니라 노벨생리의학상·화학상 등을 수상한 주류학자들의 연구 성과물로서 전자약, 바이오칩, 바이오센서 등의 분야를 망라하는 '바이오 일렉트로닉스'라는 첨단 미래 의학을 열어가고 있다.

1953년에 이미 인체에서 전기의 작용으로 아미노산의 일종인 코아세르베이트가 생성되었다는 미국의 생물학자 스탠리 밀러의 실험을 통해 전기가 생명 발생에 관여한다는 사실이 밝혀졌다. 여기에 미세전류가 심장을 다시 뛰게 하고 식물인간의 잠든 뇌를 깨울 정도로 인체의 생명 활동에 큰 역할을 한다는 의학적 사실은 전기가 생명의 유지에 얼마나 중요한 원리로 작용하는지를 잘 말해준다.

이런 가운데 최근에 주목받게 된 것이 이른바 '전자약'이다. 쌀알 크기의 전기 임플란트인 전자약은 우리 몸속 신경 주위에 배치되어 전기 신호로 특정한 신경, 장기, 조직 등을 자극함으로써 질환을 치료한다. 이미 쥐와 돼지를 대상으로 한 실험에서 당뇨, 고혈압, 천식 등의 치료에 상당한 효과를 보았다.

또 2016년에 류머티스 관절염 환자를 대상으로 한 초기 임상시험에서 괄목할 효과를 보임에 따라 알파벳(구글의 모기업)은 한국의 다국적 제약사와 투자 제휴로 자본금 수억 달러에 이르는 벤처기

업을 설립하여 생체 전기를 이용한 크론병과 당뇨 치료법 개발에 돌입했다.

　이보다 더 앞선 2000년대 초반부터 옥스퍼드, 하버드, 베를린 샤리테 의대를 비롯하여 세계적인 대학들은 두뇌 능력 증강 수단으로 tDCS(경두개직류자극술)를 연구해온 가운데 미량의 전기가 기억력, 집중력, 주의력, 수리력, 창의력을 향상하고 외상 후 스트레스 장애와 우울증 개선에도 효과를 보인 사실을 밝혔다.

　20세기 들어 과학적 실험 도구의 획기적인 발달에 힘입어 생체 전기 신호의 패턴이 건강과 질병에 밀접하게 관련되었다는 연구 결과가 속속 나오기 시작했다. 이는 곧 전기 자극이 신체를 이해하는 데 더욱 큰 도움이 될뿐더러 세포 내의 생체 전기 신호를 조작하여 세포의 건강을 개선할 수 있다는 데까지 생각이 미쳤다. 전기자극을 이용해 건강을 회복할뿐더러 신체 기능의 증진까지도 할 수 있다는 방안까지 제시된 것이다.

　지난 100년에 가까운 생체 전기의 역사에서 처음에는 생체 전기 신호가 무시되거나 비과학적이라는 부정적인 의견에 휩싸였지만, 끈질긴 연구 노력 덕분에 암을 비롯한 각종 질병의 조기 발견과 치료의 중요한 열쇠가 될 수 있는 것으로 밝혀졌다.

　과학자들은 이미 1940년대에 전기 펄스로 종양을 파괴하는 실험에 들어갔다. 오늘날 나노초 수준의 찰나에 저온 플라스마 펄스로 종양을 파괴하는 연구가 활발하게 진행되어 괄목할 성과를 내고 있다. 이 기술은 1940년대에 사용한 기술보다 훨씬 강력하고 정밀한 전기자극을 이용한다. 이런 새로운 기술이 암을 비롯한 난치병 치료 방식을 획기적으로 변화시키고 있다. <u>오늘날 생체 전기를 이용한 다양한 첨단 기기와 기술이 세포 재생, 상처 치유, 난치병 치료를 겨냥하여 개발되고 있다.</u> 이런 기기와 기술은 이온 채널 차단제와 함께 의료의 신기원을 열어가고 있다.

아하! 그렇구나 **생체 전기는 생명과 건강 수호의 원동력**

생체 전기 현상은 해부학자 루이지 갈바니가 18세기 말에 의해 처음으로 발견했지만, 이후 2세기 동안 의학에 적극적으로 도입되지 못하다가 제2차 세계대전 이후 전기에 대한 지식과 응용이 폭발적으로 증가하면서 비로소 연구가 활발해졌다.

인체를 구성하는 약 100조 개의 세포 가운데 전기적 활동의 대표 주자는 연락을 담당하는 신경세포와 움직임을 담당하는 근육세포가 있다.

세포는 안정 상태에서 음전하로 충전된 배터리인데, 나트륨과 칼륨을 이동시키면서 방전과 재충전을 반복하면서 일을 한다.

생명현상 유지라는 하나의 목적으로 움직이는 세포의 집단적 활동은 강한 전기 신호를 규칙적으로 발생시켜 피부 표면에서도 이를 감지할 수 있다. 이런 특성을 활용해 인체에서 가장 강한 전기 신호를 발생시키는 심장을 비롯해 뇌와 근육 조직에서 발생하는 심전도, 뇌전도, 근전도 등은 갈수록 의학적 활용성이 증대되어왔다. 심전도 기술은 심장기능을 점검하는 건강검진 항목으로 보편화되었고, 뇌 기능을 점검하는 뇌전도 기술도 머잖아 건강검진 항목에 포함될 것이다.

생체 전기 현상은 질병 치료에도 활용될 수 있다. 상처 부위에는 자가치료를 위해 자생적으로 전류가 발생한다는 사실이 발견됐다. 이러한 발견을 기반으로 1972년에 로버트 베커 박사가 다른 방법으로는 희망이 없는 대퇴골 골절 환자의 골절 부위에 인공적인 전기자극을 가하여 뼈를 자라게 하는 치료에 성공했다. 이후 전기생리학적 접근법에 대해 의학계의 관심이 차츰 커져 상처 치유(세포 재생), 통증 완화, 혈액순환 개선 등에 전기 치료 기법을 적극적으로 활용하고 있다. 최근에는 우울증 등 수술이 힘든 뇌신경 질환의 완화나 치료를 위해서 뇌 표피에 전극을 부착해 전기자극을 가하거나, 뇌 기저부 이상 부위에 전극을 삽입해 이상 회로 부위를 자극하는 뇌심부자극술도 임상에 활용되고 있다. 상처 치유 전류 반응은 우리 일상에서도 어렵지 않게 경험할 수 있다. 누구나 한 번쯤은 손가락이 어딘가에 닿았다가 강한 전기적 충격에 깜짝 놀란 적이 있을 것이다. 생체 전기 현상은 신호 전달, 근육 수축, 물질 분비, 자극 수용 및 세포의 활성, 성장, 재생, 치유 등 신진대사의 기초 과정에서 중요한 역할을 하므로 생명현상을 이해하고 의학 기술을 발전시키기 위해 더 많이 연구해야 할 주제다.

원적외선의 의학적 효능

원적외선의 온열 효과는 몸을 따뜻하게 하여
건강을 지키는 데 큰 도움을 준다.
원적외선의 온열 효과로 몸속이 따뜻해지면
혈액 속의 백혈구와 혈색소가 대폭 늘어난다.
몸속의 혈액이 풍부해지면서 모세혈관이 확장되고 혈액순환이 촉진되어
영양분이 몸 구석구석까지 잘 전달되고 노폐물도 몸 밖으로 제때 배출된다.
따라서 원적외선의 온열 작용을 이용하면 면역력이 강해지고
피로 해소 기능이 좋아지며 전체적으로 건강한 체질이 된다.

1. 원적외선과 자율신경

심박변동 전력 스펙트럼의 3가지 주기 성분

우리 몸이 안정과 휴식을 취하는 동안에도 심장 박동과 박동 간의 간격은 일정하지 않고 미세하게 변한다. <u>건강한 사람에게서 더욱 뚜렷한 이러한 변화는 인체의 조절 기능을 반영하는 것으로, 조절 능력이 뛰어난 인체는 심장 박동이 체내의 혈압, 체온, 혈중 산소 농도 등에 민감하게 반응하여 신속하게 생리 균형을 이룬다.</u>

심장 박동은 외부 환경의 변화에 대응하여 체내 항상성을 유지하기 위해 끊임없이 변동하는데, 변동을 정량화한 것을 '심박 변동'이라고 한다. 이런 심박 변동을 이용하여 자율신경의 활동을 측정할 수 있을뿐더러 탁월한 재현성과 신뢰성으로 인해 연구가 더욱 활발해지고 있다.

이런 심박 변동을 이용한 자율신경계 기능 분석에는 주파수 영역에서 전력 스펙트럼에 따른 분석과, 시간 영역에서 통계적인 해석에 따른 분석이 있다. 심박 변동의 전력 스펙트럼에는 3가지 주기 성분이 있다. 첫째는 호흡 활동과 관련되어 있으면서 0.2~0.4Hz

에 존재하는 고주파(HF) 성분, 둘째는 혈압 조절과 관련되어 있으면서 0.1Hz 부근에 존재하는 저주파(LF) 성분, 셋째는 체온 조절과 관련된 초저주파(VLF) 성분이다.

이런 주기 성분은 신체 내·외적인 환경 변화에 따라 변동하며, 이런 변동은 심혈관계 조절에서 중요한 역할을 하는 자율신경계의 활동을 반영한다.

일반적으로 저주파 성분은 혈압 조절을 맡은 압수용체 반사와 관련되며 주로 교감신경의 활동 정도를 나타낸다. 압수용체는 자율신경계 내 혈압에서 파생된 정보를 전달하는 일종의 기계 수용체다. 반면에 호흡과 관련된 고주파 성분은 부교감신경 중에서 특히 미주신경의 활동 정도를 나타낸다. 미주신경은 12쌍의 뇌신경 중 10번째로 심장, 폐, 부신, 소화관 등의 무의식적인 운동을 조절하는 자율신경계 부교감신경 가지의 중요한 구성 요소다.

부교감신경의 활동과 원적외선의 온열 효과

부교감신경의 활동과 원적외선의 온열 효과가 긴밀한 연관성이 있다는 사실이 밝혀지면서 원적외선의 전자기파를 활용한 건강 제품과 의료기기의 개발이 활발하게 이뤄지고 있다.

원적외선 복사에너지는 생물학적 효과와 밀접하게 관련이 있는데, 특정한 파장과 일정한 광량을 지닌 원적외선 복사 에너지를 인체에 쪼이면 피부에 흡수된 열에너지가 피부의 수용기를 자극하여 인체에 좋은 영향을 미친다는 것이다.

원적외선의 복사 특성에 따른 열에너지 이동의 효율성이나 신속한 가열성이 더욱 주목받게 되면서 산업과 의료건강 등 우리 생활 전반에서 활용도가 높아지고 있다.

2. 원적외선과 인체 건강

원적외선이 인체에 미치는 영향

지구의 모든 생물은 태양을 에너지원으로 탄생하고 성장하는데, 인간도 예외는 아니다. 우리 인체의 피부 복사 파장(8~14μm)은 원적외선의 파장(7~14μm)과 거의 일치한다. 이 덕분에 인간은 태양에너지를 최대한으로 사용해왔으며, 앞으로 그 사용 범위가 더욱 커질 것으로 보인다.

이로써 인체는 대기로부터 복사된 원적외선 영역의 에너지를 반사하지 않고 거의 모두 흡수한다는 사실을 알 수 있다. 인체가 가장 기분 좋은 온도 감각의 원적외선 파장을 쬠으로써 혈액 순환 및 신진대사 그리고 각종 호르몬 분비 촉진, 신경계 및 경락체계 그리고 물 분자의 활성화를 통해 질병의 예방과 치유에 효능이 뛰어나다는 것이 밝혀졌다.

인체 표면에 복사되는 17~30μm 파장의 에너지 가운데 46%인 8~14μm 파장의 원적외선이 인체에 흡수되면 유기체 화합물의 흡수 스펙트럼과 일치하고 인체가 요구하는 파장에 해당하므로 피부가 편안하고 몸이 기분 좋은 온도 감각을 유지하면서 신진대사가 활발해진다. 원적외선의 피부 흡수는 강력한 체내 침투력으로 인해 4~5cm까지 도달하므로 표피가 $10\,\mu m$ 이하인 얇은 부위에서는 모두 흡수되고 그 이후부터는 분자운동의 에너지 전달력에 따라 체내 깊이까지 영향을 미친다.

원적외선이 인체에 미치는 작용

- **온열 작용** : 온열 작용으로 신진대사를 촉진하여 적정 체온을 유지해준다.
- **숙성 작용** : 생물체의 균형 잡힌 발달로 건강하고 빠른 성장을 돕는다.
- **이온 작용** : 체내에 칼슘 밀 철분 영양의 균형을 이루어 뼈를 튼튼하게 한다.
- **건습 작용** : 적정 체온 유지에 필요한 수분이 유지되도록 돕는다.
- **중화 작용** : 노폐물을 배출시키고, 땀 냄새나 나쁜 냄새를 중화시킨다.
- **공명 작용** : 세포 조직을 진동시켜 활동을 촉진하고 영양소의 분해와 흡수를 돕는다.

원적외선에 따른 자율신경의 강화 효과

사실 암은 유전성이 강한 질병이라고 알려졌지만, 최근의 연구로 밝혀진 바로는 암 발생 원인의 90%가 오염된 환경이고 체질이나 유전이 원인인 경우는 10%에 불과하다.

특히 인체의 내장 환경이 갈수록 더 심하게 오염되면서 암 발생률도 높아졌다. 설령 우리 몸에 발암 물질이 있더라도 내장 건강이 좋아 몸 상태가 좋을 때는 암에 걸릴 확률이 크게 낮아진다.

임상적으로는 지름 5~10mm 정도의 암은 조기 발견하면 치료할 수 있다고 하지만, 하나의 세포가 지름 5~10mm의 암세포로 변하기까지는 10년이나 걸린다고 하니 아무리 조기 발견이라 해도 이미 상당히 진행 상태에서 암을 발견하는 셈이다.

이런 의미로 암은 치료하는 병이 아니라 예방하는 병이라고 해도 과언이 아니다. 암은 일단 발병하면 항암제로 혈액이나 림프액 중의 암세포를 아무리 강하게 공격해도 치유되기 어려울뿐더러 위암의 경우 위를 절제해도 간이나 폐와 같은 다른 장기로 전이되기 쉬워 치료율이 극히 낮을 수밖에 없다.

암을 예방하려면 무엇보다 장내 환경을 최상의 상태로 정비하여 유지하는 것이 중요하다. 그러려면 내장의 작용을 조절하는 자율신경이 건강한 상태로 유지되어야 한다. 자율신경의 기능이 저하되거나 제어 시스템에 혼란이 생기면 질병에 대한 장기의 저항력이 떨어진다.

그러므로 **자율신경을 최적의 상태로 유지하는 것이 최고의 질병 예방책인데, 그 가운데 가장 유력한 방법이 원적외선 요법**이다. 최근의 연구에 따르면 원적외선이 간의 작용을 강화함에 따라 발암물질을 억제하는 것으로 밝혀졌다.

간은 해독, 호르몬 조절이라는 중요한 역할을 한다. 우리 몸에는 영양분이 들어오면서 온갖 독소도 섞여 들어오기 마련인데 그로 인해 독소가 온몸에 퍼지지 않도록 간에서 해독을 한 다음 내보내는 것이다. 간의 이런 해독 기능이 저하되면 독소로 인해 우리 몸 곳곳에서 병증이 나타날 수밖에 없다.

게다가 **원적외선에 따른 자율신경의 강화는 위장을 비롯한 소화기계의 기능을 높여 각종 질병을 예방**한다. 가령, 소화기계의 기능이 저하되면 변비를 일으키기 쉬운데, 변비가 심해지면 뱃속에 모인 유독가스가 간에 흡수되면서 간은 계속해서 자가중독을 일으킨 나머지 피로가 쌓이고 극심해져 몸속으로 유입되는 다른 유해 물질의 독소를 해독하지 못하게 된다. 그래서 변비가 심한 사람은 직장암에 걸리기 쉽다. 이처럼 간은 '인체의 종합 화학 공장'으로 불릴 만큼 수백 종류의 화학반응을 도맡아 처리하기 때문에 무엇보다 건강한 자율신경이 요구된다.

그러므로 **신경계의 건강을 지키는 것이 건강을 지키는 기본**이라고 할 수 있다. 외부 환경으로부터 받은 자극을 신체 표면의 말초신경이 받아들여 신경 경로를 통해 뇌의 중추에 전달하면 우리 몸은 그에 따라 환경에 적합하게 반응한다. 가령, 손끝에 차가운 자극을 가하면 손끝의 혈액 흐름이 급격히 떨어지는데 뇌 중추가 차가운 자극에 반응하여 혈관의 수축을 일으키도록 작용한다.

　신경계의 작용은 여기에 그치지 않는다. 신체 각 기관에 혈관을 통해 공급되는 영양분의 배분을 조절하고 제어하는 역할도 한다.

　신경계는 중추신경계와 말초신경계로 나뉘는데, 그중 말초신경계는 의식 기관인 체성신경계와 무의식 기관인 자율신경계로 나뉜다. 자율신경계는 다시 '낮의 신경' 인 교감신경과 '밤의 신경' 인 부교감신경으로 나뉜다. 교감신경과 부교감신경, 이 두 신경은 양과 음의 관계로 내장의 작용을 조절한다.

　바로 원적외선의 온열 효과가 자율신경계의 균형을 잡아줌으로써 우리 몸은 음양의 조화가 잘 이루어져 건강을 유지하게 되는 것이다.

3. 원적외선의 치유 효과

　태양광선은 빨강 · 주황 · 노랑 · 초록 · 파랑 · 남색 · 보라의 7색
으로 이루어진 가시광선과, 적외선 · 자외선 · X선 등의 비가시광
선으로 구성되어 있다.

　이 가운데 적외선은 0.56~1,000㎛ 파장 범위의 빛을 가리키고,
원적외선은 적외선 중 파장 25㎛ 이상의 파장을 가리킨다.

　적외선은 가시광선보다 파장이 길어서 눈에 보이지 않고 강한
열작용을 하며 침투력이 강하다. 인체에 가장 기분 좋은 느낌을 주
고 온열 효과도 매우 뛰어나다. 이런 적외선은 원자단이나 분자의
회전 및 진동운동 에너지 영역에 해당하며 원소의 종류, 분자의 크
기, 그 배열 상태 및 결합력의 차이 등에 따라 고유한 진동과 회전
주파수를 갖는다.

　특히 원적외선은 유기화합물 분자에 대한 공진 및 공명 작용이
강한 특성을 살려 다양한 의료 분야에 활용된다.

　사실 우리 선조들은 원적외선이 발견되기 이전, 그러니까 원적
외선이라는 말 자체가 없을 때부터 우리 일상생활에 원적외선을

이용해왔다. 아궁이에 불을 지펴 방구들을 데우는 온돌방, 숯불과 돌판을 이용해 음식을 만드는 요리, 배가 아플 때 돌이나 기와를 따뜻하게 만들어 배를 따뜻하게 하는 것 같은 민간요법도 원적외선을 이용한 것이다.

원적외선의 특징

원적외선은 자외선이나 가시광선에 비하여 대기 중 미립자에 반사되거나 산란을 일으키는 일이 드물다. 원적외선은 파장이 긴 편인데 빛은 일반적으로 파장이 짧으면 잘 반사되고, 파장이 길면 잘 반사되지 않는다.

그 대신 원적외선은 물체에 도달했을 때 잘 흡수되는 성질이 있다. 그래서 원적외선은 방해를 받지 않고 공기를 수월하게 통과한다. 원적외선은 물체의 온도 반사로 인해 발생하는데, 원적외선 방사체는 재질이나 상태에 따라서 각기 다른 방사 특성을 가지며, 방사체 표면 상태에 따라 방사율 차이가 생긴다.

원적외선은 복사열을 통해 이동하는데, 복사는 열이 대류를 통하지 않고 직접 다른 물체와 닿아 이동하는 것을 말한다. 원적외선은 피부를 뚫고 조직으로 직접 투사되므로 훨씬 편하게 오랫동안 온열 효과를 유지할 수 있다. 원적외선은 그만큼 침투력이 뛰어나 물체에 닿으면 깊숙이 파고들며 물체의 분자를 공진시켜 자기 발열을 일으킨다. 그래서 사람 몸에 원적외선을 쐬면 따뜻해진다.

원적외선의 작용

피부를 통해 몸속 깊숙이 침투한 원적외선은 열을 전달할뿐더러 신진대사를 촉진하여 몸에서 열이 발생하도록 한다. **원적외선은 피하 30~50mm까지 파고들어 피부와 근육, 혈관, 신경을 비롯한 모든 세포에 온열 효과**를 미친다. 이런 온열 작용은 각종 질병의 원인이 되는 유해 성분을 없애는 데 큰 도움을 주고, 모세혈관을 확장해 혈액 순환과 세포 조직을 활성화한다.

원적외선이 세포에 닿으면 세포를 구성하는 수분과 단백질 분자를 1분에 2,000회 이상 미세하게 흔들어 굳어 있던 세포 조직을 활성화한다. 이처럼 세포 조직에 투사된 원적외선은 분자의 운동에너지를 증대하고 체온을 상승하며 혈관을 확장하고 신진대사를 촉진한다.

이런 **온열 작용은 노화 방지와 더불어 만성피로와 각종 성인병 예방에 효과적**이다. 또 근육통, 요통, 어깨결림, 관절통 등의 통증을 줄이고 조직을 부드럽게 해 손상된 조직의 치유를 돕는다. 그 밖에도 중금속 제거, 숙면, 탈취, 항균, 곰팡이 번식 방지, 제습, 공기 정화, 생물의 생육 촉진, 에너지 절약 등에도 뛰어난 효과를 발휘한다.

특히 원적외선을 이용한 온열 의복은 다른 발열 기구를 이용했을 때에 비해 맥박이 덜 상승하기 때문에 임산부, 고혈압 및 심장병 환자, 몸이 허약한 사람도 안전하게 착복할 수 있다.

원적외선의 온열 효과

원적외선의 온열 효과는 몸을 따뜻하게 하여 건강을 지키는 데 큰 도움을 준다. 원적외선의 온열 효과로 몸속이 따뜻해지면 혈액 속의 백혈구와 혈색소가 대폭 늘어난다. 몸속의 혈액이 풍부해지면서 모세혈관이 확장되고 혈액 순환이 촉진되어 영양분이 몸 구석구석까지 잘 전달되고 노폐물도 몸 밖으로 제때 배출된다. 따라서 원적외선의 온열 작용을 이용하면 면역력이 강해지고 피로 해소 기능이 좋아지며 전체적으로 건강한 체질이 된다.

■ 원적외선 온열 작용의 질병 예방 및 치유 기능

혈액 순환 촉진	혈관의 이완 및 확장으로 혈류량을 효과적으로 늘려주기 때문에 체온을 따뜻하게 올려주고 혈액 순환을 촉진하여 질병을 예방한다.
근육통 완화	근육을 이완시켜 주고 젖산 및 염증 성분의 배출을 돕는다.
심신의 안정화	광전 효과로 인해 인체 대사율이 높아지고 심신의 피로가 자연스럽게 풀리면서 자율신경이 안정되어 몸이 편안해진다.

피부미용	진피층에 쌓인 노폐물을 효과적으로 배출시키고 피지의 배출을 도와 피부층 탄력을 높여준다.
면역력 증진	온열 작용으로 항균 능력이 강화되어 면역력 증진에 효능을 보인다.
습도 조절	온열 작용은 천연 가습기 효과를 내므로 기관지 건강을 도와 천식 치유에 효능을 보인다.
암세포 억제	온열 작용은 체내 염증 수치를 전체적으로 낮춰 암세포 증식을 억제한다. 꾸준하게 원적외선을 쬐면 유해균 증식을 줄여 암 예방에 탁월한 효능을 보인다.
중금속 배출	온열 작용은 체내 독소 및 노폐물과 함께 중금속도 배출한다.
시력 유지	안구의 망막 충혈을 풀어주고 황반변성을 막아 시력 유지에 도움을 준다.
피로 해소	온열 작용은 신진대사율을 높여 피로를 빠르고 효과적으로 해소한다.
그 밖의 효과	스트레스와 만성 설사 치유에 효능이 있으며, 안면 신경마비 회복과 통증 치유에도 뛰어난 효능을 보인다.

원적외선 의류 착용이 건강의 열쇠

원적외선 의류 착용은 부교감신경의 정상적인
작용을 통해 우리 몸의 건강을 돌본다.
부교감신경의 균형 유지는 신체의 전반적인 균형 유지와
밀접하게 연결되어 있다.
신체가 건강하고 정신이 안정되면 부교감신경 역시
건강하게 유지되는 선순환구조로 맞물려 돌아간다.
반대로 신체가 허약하고 정신이 불안정하면 부교감신경 역시
장애를 일으키는 악순환구조로 맞물려 돌아간다.

1. 자율신경계의 균형을 유지하는 원적외선

원적외선은 온열 작용을 통해 신체가 자율신경계의 균형을 유지하는 데 중요한 역할을 한다. 우리 신체에서 전반적인 생명 활동을 조절하는 역할을 담당하는 기관이 자율신경이다. 자율신경에는 교감신경과 부교감신경이 있는데, 이 둘은 상반된 역할로 신체 작용의 균형을 유지한다. 자동차에 비유하면 교감신경이 엑셀이라면 부교감신경은 브레이크라고 할 수 있다. 신체가 운동 활동을 할 때는 교감신경이 활성화되고 신체가 휴식을 취하거나 소화를 촉진할 때는 부교감신경이 활성화된다.

■ 하루 동안의 자율신경 사이클

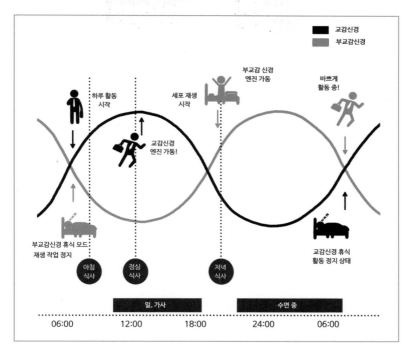

■ 교감신경과 부교감신경의 주야 역할 분담

교감신경(낮의 신경)	부교감신경(밤의 신경)
• 신체 에너지 생성 • 외부 환경에 적응 • 신체에 혈액 운반 • 신체 기능 가동 • 스트레스에 대비	• 노화 예방 • 신체 세포 재생 • 부종, 결림 해소 • 혈당 수치 저하 • 성장 호르몬 생성

그런데 문제는 현대인은 하루 내내 스트레스를 받은 탓에 밤이 되어도 부교감신경이 제대로 기능하지 않는 경우가 더욱 늘어난다는 것이다. 부교감신경의 작동 이상으로 자고 나도 피로가 풀리지 않아 만성피로의 원인이 된다.

자율신경이 정상으로 작동하면, 긴장·흥분과 연관된 교감신경은 낮에 활성화되어 신체를 활동 상태로 유지한다. 반대로 휴식을 추구하는 부교감신경은 밤에 활성화되어 신체를 휴식 상태로 유지한다. 혈관이 넓어져 혈류가 원활해지고 위장은 소화 활동을 시작하며, 세포 재생을 통해 노화를 예방한다.

■ 자율신경 교차에 따른 신체 작용 비교

신체 작용	교감신경 활성화	부교감신경 활성화
혈관	좁아짐	넓어짐
혈압	올라감	내려감
호흡	얕음	깊음
심박 수	빠름	느림
위	수축	이완
장	억제	촉진
발한	촉진	억제
면역	과립백혈구 활성화	림프구 활성화

2. 피로 해소의 최고 비타민은 부교감신경

아침까지 잠을 충분히 잤는데도 여전히 피로가 풀리지 않고 몸이 무거운 상태라면 부교감신경의 이상을 의심해보아야 한다. 부교감신경의 기능 저하로 인해 잠자는 시간만 길었지 숙면하지 못하여 몸이 계속 피로한 것이다. 남성은 30대부터, 여성은 40대부터 부교감신경의 기능이 급격히 저하된다는 연구 결과가 있다.

우리 몸의 자율신경계에 속하는 부교감신경은 주로 휴식과 소화를 촉진하는 역할을 담당한다. 우리 몸이 편안한 상태일(잠을 자거나 휴식을 취할) 때 활성화되어 심박 수를 늦추고, 소화를 촉진하며, 에너지를 절약하는 데 도움을 준다.

부교감신경의 활동은 스트레스 해소와 정서적 안정에 중요한 역할을 하며, 우리 몸의 균형과 조화를 유지하는 데 필수적이다. 또 눈의 동공 수축, 침 분비 증가, 심장 박동수 감소와 같은 다양한 신체 반응을 조절한다.

부교감신경에 장애가 생기면 노화 진행, 세포의 사멸, 변비, 과식에 따른 비만, 불면증 같은 건강의 적신호가 켜진다. 그와 반대로 부교감신경이 원활하게 작동하면 쾌변, 세포의 재생, 숙면에 따른 피로 해소, 신진대사 촉진, 면역력 증진 같은 건강의 청신호가 켜진다.

■ 부교감신경의 기능 및 역할

기능 및 역할	내 용
휴식과 소화 촉진	휴식 상태에서 활성화되어 심박 수를 늦추고 소화를 촉진한다. 이는 신체가 휴식을 취하고 에너지를 보충하는 데 중요하다.
스트레스 반응 감소	스트레스 반응을 감소시켜 신체가 이완되고 안정된 상태를 유지하도록 돕는다.
심장 박동 조절	심장 박동 수를 조절하여 심장에 가하는 부담을 줄이고, 전반적인 심장 건강을 유지하는 데 도움을 준다.
호르몬 균형 유지	몸의 호르몬 균형을 유지하는 데 중요한 역할을 하며, 이는 신체의 전반적인 건강에 기여한다.
동공 수축 및 침 분비 증가	눈의 동공을 수축시키고 침 분비를 증가시키는 등의 신체 반응을 조절한다.

이처럼 부교감신경은 스트레스 관리와 이완, 소화 기능의 향상, 심장 건강 유지, 정서적 균형과 안정 등과 같은 신체 회복 기능을 수행하는 최고의 비타민이다.

3. 원적외선 온열 작용으로 부교감신경 균형 유지

원적외선 온열 작용은 부교감신경 균형 유지에도 중요한 역할을 한다. 부교감신경의 균형 유지는 신체의 전반적인 균형 유지와 밀접하게 연결되어 있다. 신체가 건강하고 정신이 안정되면 부교감신경 역시 건강하게 유지되는 선순환 구조로 맞물려 돌아간다. 반대로 신체가 허약하고 정신이 불안정하면 부교감신경 역시 장애를 일으키는 악순환 구조로 맞물려 돌아간다.

■ 부교감신경의 균형을 위한 방법

규칙적인 운동	적당한 운동은 부교감신경을 활성화하여 스트레스를 감소시키고 심장 건강을 개선한다.
명상과 요가	마음을 진정시키고 부교감신경계를 강화하는 데 도움을 준다.
충분한 숙면	부교감신경계의 활동을 촉진하고 전반적인 건강을 개선한다.
건강한 식습관	균형 잡힌 식단은 신체의 부교감신경계를 지원하고 전반적인 건강을 향상한다.
스트레스 관리	호흡 운동이나 긍정적 사고와 같은 스트레스 관리는 스트레스 정도를 감소시켜 부교감신경계의 활동을 증진한다.

이 밖에도 자연 속에서 시간 보내기, 충분한 수분 섭취와 같은 생활 습관이 부교감신경 활성화를 위해 필요하다. 통틀어 말하자면 **규칙적인 신체 운동, 규칙적인 식사와 수면 등 규칙적인 생활 습관이 부교감신경을 포함한 자율신경계를 건강하게 유지하는 가장 좋은 방법이다.**

부교감신경의 건강은 신체와 정신 건강에 직접적인 영향을 미치므로, 이를 적절히 관리하는 것이 중요하다.

그런데 부교감신경이 지나치게 활성화하는 것도 문제를 일으킨다. 이것을 부교감신경 항진증이라고 하는데, 일반적으로 심장 박동 수 감소, 혈압 하락, 소화기 문제 등이 나타날 수 있다.

예를 들어, 심하게 이완된 상태에서는 어지러움이나 피로감을 느낄 수 있으며, 소화 기능이 너무 활발해져 복통이나 설사를 할 수도 있다. 이럴 때 부교감신경의 활동을 억제하는 차단제를 사용하기도 하지만, 생활 습관의 개선을 통해 항진증을 예방하는 것이 바람직하다.

4. 착용 부위

■ 착용 가능한 부위별 의류

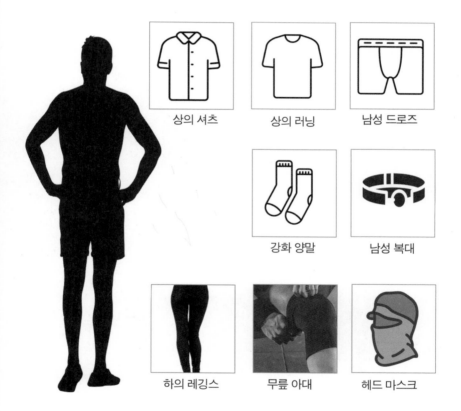

상의 셔츠

상의 러닝

남성 드로즈

강화 양말

남성 복대

하의 레깅스

무릎 아대

헤드 마스크

원적외선 요법으로 다시 찾은 건강 체험 사례

2023년 7월, 엄마는 기도 기능이 정상으로 돌아와

음식도 정상적으로 드시게 되더니 욕창까지 싹 나은 겁니다.

당뇨, 치매, 파킨슨 증상도 크게 나아지는 기적 같은 일이 벌어졌습니다.

사망 선고받은 지 불과 1개월 만에 이런 거짓말 같은 일이 일어난 거예요.

너무너무 감사해서 눈물이 다 났습니다.

84세 생신상을 받은 엄마는 가족들에 둘러싸인 채

맛난 음식을 드시며 활짝 웃으셨어요.

1. 죽음의 문턱에서 기사회생한 우리 엄마

김 ○ ○ (59세, 여, 모친의 개선 사례)

저는 '원적외선 전도사' 지만, 제 가족이 누구보다 먼저 원적외선 덕을 봤습니다. 바로 제 엄마예요. 올해 84세인 엄마는 40년째 당뇨를 앓은 데다가 위암 수술 입원 중에 코로나 감염 여파로 파킨슨, 치매, 허리 협착, 욕창, 기도 기능 저하 증상까지 겪게 되었습니다.

오랜 당뇨 합병증으로 신장 기능이 크게 저하되어 소변줄까지 꽂고 생활하던 엄마는 2022년 8월부터 원적외선 의복을 입은 지 9일 만에 소변줄을 빼고 건강이 크게 개선되었습니다. 그런데 급체로 입원 치료를 하는 가운데 위암이 발견되어 내시경 수술을 했지요. 결과는 선종 진단이 나왔습니다.

그리하여 입원 치료를 받는 중에 코로나에 감염되어 건강이 급격히 나빠졌습니다. 2022년 10월, 급기야는 섬망 증세를 보이는 한편으로 기도 기능까지 저하되어 코로 삽입한 줄을 통해 음식을 섭취해야 하는 등 위중한 상태에 이르렀습니다.

해를 넘겨 2023년 3월, 가족까지 몰라볼 정도로 진행된 치매에다가 장기간 누워만 지낸 나머지 면역력이 떨어져 욕창까지 생기는 등 죽음보다 더 고통스러운 상황에 처했습니다. 2023년 6월 1일, 급기야 병원에서 마음의 준비를 하라는 통보가 왔습니다. 오늘을 넘기기 어려우니 마지막 인사를 드리라는 겁니다.

그 새벽에 가족이 모두 엄마가 계신 중환자실로 모여 장례 절차를 의논하고 준비에 들어갔습니다. 저는 그러는 중에도 엄마가 돌아가시기 전에 원적외선 의복을 입혀보고 싶었습니다. 그전에도 병원 측에 수차례 얘기했지만, 관리 문제로 외부 의복 반입을 금지한다고 했습니다. 그런데 임종을 앞두고 뭔가 마음 한구석에 희망과도 같은 확신이 든 데다가 전에 당뇨 합병증을 앓을 때 입혀서 상당한 효과를 본 적도 있었기 때문입니다. 그래서 다시 한 번 간곡히 요청했지요. 곧 돌아가실 텐데 미련이나 남지 않게 착복을 허락해달라고 말입니다.

마침내 승낙을 받아 원적외선 속옷과 양말을 입히고 신길 수 있었지요. 그렇게 하루가 지나고 이튿날, 곧 돌아가신다던 엄마가 눈을 뜬 겁니다. 보름 뒤에는 가족까지 다 알아보는 거예요.

2023년 7월, 엄마는 기도 기능이 정상으로 돌아와 음식도 정상적으로 드시게 되더니 욕창까지 싹 나았습니다. 당뇨, 치매, 파킨슨 증상도 크게 나아지는 기적 같은 일이 벌어졌습니다. 사망 선고를 받은 지 불과 1개월 만에 이런 거짓말 같은 일이 일어난 거예요. 너무너무 감사해서 눈물이 다 났습니다. 84세 생신상을 받은 엄마는 가족들에 둘러싸인 채 맛난 음식을 드시며 활짝 웃으셨어요.

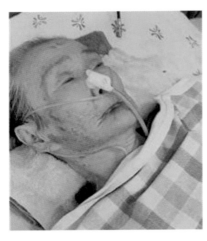

2023년 6월, 임종 직전의 중환자 상태

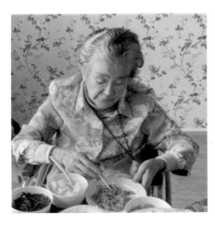

2024년 7월, 84세 생신상을 받은 모습

2. 마지막에 잡은 희망, 원적외선 의복

최 ○ ○ (68세, 여, 각종 성인병 환자)

저는 워낙 허약 체질이라서 먹는 것, 입는 것을 막론하고 몸에 좋다는 것은 다 해본 사람입니다. 심지어 중국과 일본에 가서 줄기세포 시술까지 받기도 했으니 말 다 했지요. 하지만 그런 거 모두 일시적으로 건강이 좋아지는 것 같다가 결국은 별 소용이 없었습니다. 그 많은 방법 가운데 제 몸을 근본적으로 낫게 하는 방법은 하나도 없었습니다.

그런데 지인의 추천으로 마지막으로 해본 방법이 제 몸을 살릴 줄 어찌 알았겠어요?

원적외선 의복을 착용하고 얼마 안 되어 먼저 악성 변비부터 싹 나았습니다. 유산균 유제품을 비롯해 변비에 좋다는 제품을 하루에 서너 가지씩 섭취해도 별 효과를 보지 못하던 참이었어요. 두 시간마다 화장실을 가게 만든 빈뇨도 확연히 완화되고 수년간 고통을 준 발 시림, 손목 냉증 같은 오래된 증상도 할머니 약손이 어루만진 듯 싹 낫는 거예요. 참 별일이 다 있다 싶었습니다.

3. 생각할수록 신기하고 놀라운 기적

김ㅇㅇ(63세, 여, 퇴행성 질환자)

제 몸은 겉으로는 멀쩡해 보여도 목디스크, 방광염, 허리협착증 같은 갖가지 퇴행성 질환을 앓는 종합병동이었어요.

4년 전에 목디스크 시술을 하고 나서 1년간은 좀 나아진 성싶더니 결국은 더 나빠지고 말았습니다. 어깨에 돌덩이를 올려놓은 듯하고, 등에서 오른쪽 가슴께까지 담에 걸린 듯 결리면서 목을 돌리지도 못할 정도로 불편했어요. 그래서 참다못해 목디스크를 잘 본다는 종합병원에 수술 예약을 잡아놓기까지 했습니다.

그러던 중에 원적외선 요법을 추천받아 별 기대 없이 의복을 착용해보았습니다. 팬티와 러닝 같은 속옷을 입고 복대를 차고 양말까지 신어보았지요. 그런데 참 신기했어요. 놀랍기도 했고요. 보름 만에 목디스크로 인한 불편 증상들이 싹 가신 겁니다.

그뿐이 아니었어요. 수년간 약을 먹으면서도 낫지 않아 고생해온 방광염은 일주일도 안 돼서 씻은 듯이 개선되었어요.

허리협착증은 시술까지 한 이후 운동으로 다스리면서 근근이 버텨온 참이었습니다. 마당 풀 뽑기와 같은 간단한 일도 한두 시간만

하고 나면 기어서 집으로 들어와야 할 정도로 심각한 상태였는데, 이것까지 싹 개선되어 버린 겁니다.

이제야 사람 사는 것 같이 살게 되면서 안도의 한숨을 쉬게 되었습니다. 살다 보니 참 이런 고마운 일도 다 있네요.

4. 머리가 깨질 듯한 두통이 감쪽같이 사라져

김○○(61세, 남, 만성편두통 환자)

저는 3년 전부터 심한 편두통을 앓아 머리에 사혈을 하고 부항 뜨느라 삭발을 해서 중절모를 쓰고 다녔습니다.

지난 5월 하순에도 10초 간격으로 머리가 바늘로 찌르는 듯한 극심한 두통이 와서 약국에 들러 약을 사려 했는데, 머리를 감싸 쥐고 오만 인상을 찌푸린 내 표정을 본 약사가 약을 주는 대신 어서 병원 응급실로 가보라더군요.

그래서 가까운 종합병원 응급실로 갔더니 그날따라 무슨 응급 환자가 그리도 많은지…. 가까스로 진통제 주사 한 대 맞고 나서 진료 예약을 한 후에 귀가하여 약을 먹고는 세상모르고 잤습니다. 일어났더니 이튿날 아침 해가 중천에 떴어요. 많은 문자가 와 있는데 그중 지인이 보낸 두통에 대해 좋은 수가 있다면서 점심이나 하며 얘기하자는 문자가 눈에 들어왔습니다.

혹시나 하는 마음으로 만나 점심을 하면서 들은 얘기는 정말이지 황당했어요. 원적외선을 쬐면 온열 효과로 두통이 좋아지다니? 생전 들도 보도 못한 얘기에 아파서 머리카락을 만지기 어려울 정도로 두통이 더 심해졌습니다. 그 순간 지인이 제 머리에 머리띠를 씌워주지 뭐예요. 이게 뭐냐고 펄쩍 뛰었더니 1시간 차고 있어 보라는 겁니다. 과연 1시간쯤 지나자 10초 간격으로 찔러대던 두통 간격이 20초, 30초, 1분… 점점 길어지더니 마치 강력한 진통 주사를 맞은 것처럼 통증이 싹 가시는 겁니다. 진짜 신기했어요.

그러자 지인은 팬티와 러닝 그리고 양말까지 착용해보라고 권하더군요. 병원 오후 예약까지 취소한 채로 집으로 돌아와 원적외선 의복을 착용하고 푹 쉬었습니다. 오랜만에 단잠을 자고 난 이튿날 아침, 두통이 감쪽같이 사라졌어요. 놀랍고도 신기한 경험이었습니다.

저는 당시에 두통뿐 아니라 여러 만성퇴행성질환을 앓고 있어서 나머지 원적외선 제품까지 구매해서 머리부터 발끝까지 착용했습니다. 그리고 한 달 남짓 지났을까요. 심장내과 정기 진료를 받았는데 혈압이 정상으로 돌아오고 당뇨 수치가 거의 정상까지 떨어졌습니다. 다른 건 다 그만두고라도 매 순간 일상을 고통으로 몰아넣은 두통 없는 세상에 살게 된 것만으로도 감사해서 정말 원적외선 의복에 절이라도 하고 싶은 심정입니다.

5. 부모님 모두 건강 되찾아 백년해로하실 태세

남ㅇ ㅇ(54세, 남, 부모님 사례)

저희 아버지는 80세, 어머니는 79세로 두 분 모두 연로하여 여러 퇴행성 질환으로 하루하루 고통스러운 삶을 이어왔습니다.

그러던 중에 평소 가깝게 지내던 사촌 누나가 원적외선 의복을 한번 입혀드려 보라고 하더군요. 본인도 그 덕을 톡톡히 보았다며 적극적으로 권유하는 겁니다. 그래서 부모님 모두 팬티, 러닝, 복대, 양말을 착용하시도록 했습니다. 그랬더니 어머니는 3일 만에 요실금과 변실금 증세가 확연히 개선되고 며칠 후에는 허리가 안 좋아서 짚고 다니시던 지팡이를 놓고 꼿꼿이 걸어 다니게 되었습니다.

폐부종, 간경변증, 협심증 등으로 고생하시던 아버지는 한여름에도 겨울 내의를 입을 만큼 냉증이 심했어요. 그런데 원적외선 제품 착용 5일 만에 손발과 온몸이 따듯해지고 안색도 돌아오면서 밥맛도 돌고 비쩍 말랐던 몸에 살이 붙는 겁니다. 당시에 병원 처방으로 복용하던 이뇨제로 인해 밤이면 1시간 마다 화장실을 갔는데 이후로는 밤새 한두 번밖에 안 가신다니, 믿기지 않을 정도로 놀라운 체험이었습니다.

저희 아버지는 4년 전에 건강이 극도로 나빠져 중태에 빠졌다가 보완의학으로 치유하여 가까스로 살아나셨습니다. 그때는 "내가 살 때 되니까 산 거"라며 대수롭지 않게 말씀하시더니 이번에 원적외선 치유를 체험하시고는 깔끔하게 인정하시면서 옷을 절대 벗지 않으시네요.

6. 내 금쪽같은 손녀의 건강을 돌봐준 원적외선

정○○(63세, 남, 손녀 사례)

어린이날, 어버이날, 스승의 날, 부부의 날이 몰려 있는 5월은 가정의 달이면서 축복의 달입니다. 그런 축복의 달인 5월 2일에 저는 하늘이 무너지는 소식을 들었습니다.

소아내과에 다니며 장염을 치료하던 20개월 된 손녀의 복통이 점점 심해져 종합병원에 입원시켜 검사했더니 총담관 낭을 앓고 있어 수술 외에는 치료법이 없다는 진단이 나온 겁니다. 보통 소아기에 여아에게서 가장 흔히 발견되는 총담관 낭은 간 내외 담관이 원형이나 타원형의 풍선처럼 확장되는 질환이라고 합니다.

가족들이 가슴을 졸이는 가운데 로봇으로 무사히 수술을 마쳤지만, 수술 후의 통증과 회복도 만만치 않았습니다. 그런데 마침 원적외선 온열 효과가 어린애한테도 부작용 없이 잘 든다는 정보를 접하고 아이의 수술 부위와 종아리에 복대를 매주었습니다. 그랬더니 놀랍도록 빠르게 회복되어 지금은 건강하게 무럭무럭 잘 자라고 있습니다. 고마울 따름입니다.

7. 고통스런 삶에서 건져준 나의 해방 천사, 원적외선

신○○(74세, 남, 허리통증 환자)

저는 허리가 꼬부라지는 병을 앓았습니다. 3번이나 허리를 수술하고도 걸음이 불편해 지팡이에 의지해 살아야 했지요. 먹고 살기 위해 아픈 허리를 지탱하느라 사 입은 보정속옷만 8벌이나 됩니다. 극심한 통증으로 인해 삶이 날마다 지옥이었습니다.

그러던 어느 날, 지인의 인도로 내게 구원의 천사가 날아왔지요. 원적외선 의복을 착용한 첫날밤부터 허리에 힘이 들어가 허리가 펴지는 신기한 경험을 하게 되었습니다.

저는 10년도 더 묵은 류머티즘 관절염 때문에 극심한 통증과 함께 손가락이 휘어지고 손이 저려서 일주일에 두 번씩 병원에 주사를 맞으러 다녀야 했어요. 그런데 원적외선 의복을 착용한 이후 통증이 점차 가시기 시작하더니 손가락도 조금씩 펴지는 겁니다. 이후로 지금 4개월째 병원을 끊고 지내는데 거의 다 나은 거예요. 애초에 수술하려고 예약을 잡아놓은 얼굴의 물사마귀도 어느새 모두 사라졌고 주름까지 펴지면서 혈색도 살아났습니다. 수술했던 티눈이 자꾸 재발하자 병원에서 발가락을 자르자고 했는데 원적외선 의복을 착용하고 한동안 견뎠더니 지금은 티눈이 거의 사라졌습니다. 거동조차 힘들어하시던 할아버지도 원적외선 의복을 입은 후로는 회춘하신 듯 건강해지셨어요. 걸음걸이에 자신감이 생기니, 이제 매일이 얼마나 행복한지 모릅니다.

8. 절망에 빠져 있을 때 찾아온 구원의 빛

유○○(55세, 여, 각종 성인병 환자)

저는 장 중첩에 따른 극심한 염증으로 복통을 앓다가 장을 25cm나 절단해야 했습니다. 그 이후 갑상샘암을 앓은 데다가 갱년기 증세까지 겹쳐 온몸이 안 아픈 데가 없었습니다. 고혈압에 당뇨, 고지혈증까지 달고 살았으니 말 다 했지요. 그러니 바깥 활동은커녕 일상생활을 하기조차 힘들었어요.

그러던 중에 지인의 도움으로 원적외선 요법을 알게 되어 새로운 삶을 살게 되었습니다. 그전에 건강기능식품을 사 먹느라 쏟은 돈만 해도 족히 수천만 원은 될 겁니다. 그러고도 별 효과를 보지 못했어요. 그렇게 오랜 세월 헛된 투자를 하고 절망에 빠져 있을 때 원적외선 요법을 소개받게 된 것이죠.

원적외선 의복 착용 후에 전기가 오는 것처럼 찌릿찌릿한 명현현상이 몸 곳곳에서 일어나더니 2주쯤 몸살 증상을 보이더군요. 물먹은 솜처럼 축 처져 있던 몸의 관절 통증, 장딴지 통증, 발바닥 통증, 발가락 통증과 함께 구석구석 막힌 혈관이 뚫리는 명현현상을 겪고 났더니 착용 3개월이 지나자 온몸이 날아갈 것처럼 가벼워졌

습니다. 그렇게 건강해지자 세상이 다 달라 보이더군요. 너무 놀라
워서 믿기지 않았어요. 그 얼마 전에 진단받은 이명 증세까지 싹
사라지니 정말이지 세상 살맛이 절로 납니다.

9. 허약하게 타고난 몸이 원적외선으로 건강해져

정ㅇㅇ(72세, 여, 대상포진 환자)

선천적으로 위장과 폐가 허약하게 태어난 저는 40세가 넘어서부터는 건강이 종합적으로 나빠져 지금껏 건강식품에 의지해 살아왔습니다.

그러던 2023년 3월, 저는 갑작스러운 대상포진으로 안면 마비가 와서 병원 신세를 져야 했어요. 30여 년을 장복해온 그 많은 건강식품도 저를 건강하게 하지 못한 것입니다.

그해 10월 말경이었어요. 원적외선 요법을 알게 되어 우선 의복을 착용했습니다. 금세 위장이 좋아져 소화 흡수력이 향상되자 몸의 기운이 새롭게 샘솟는 느낌이었어요. 당시에 허리협착증으로도 왼쪽 다리가 당기는 등 고통을 받고 있었습니다. 그래서 추가로 원적외선 이불을 사용했더니, 10일 만에 폐가 좋아져 기침도 잦아들고 몸도 따뜻해져 숙면하게 되니 아침이면 몸이 날아갈 듯 가벼운 거예요. 온열 효과라더군요.

이후로 한시도 원적외선 의복을 벗은 적이 없어요. 이렇게 오랜만에 편안한데 의복을 벗으면 또 아플까봐 불안한 겁니다. 오래 아

파본 사람은 압니다. 건강이 얼마나 소중한지 말이에요. 다들 원적
외선 요법으로 건강했으면 좋겠습니다.

10. 원적외선 덕분에 10년 전의 건강한 몸으로 돌아가

허○○(79세, 남, 뇌경색 환자)

저는 고혈압과 당뇨에다가 전립선 질환까지 앓고 있어서 건강 관리를 위해 매일 운동 삼아 등산을 다녔습니다. 그러던 2년 전, 등산 중에 산에서 쓰러져 구급차에 실려가 본의 아니게 종합검진을 받게 되었는데, 나도 모르게 뇌경색이 서너 번은 왔다가 지나갔다는 겁니다. 깜짝 놀라 곰곰 돌이켜보니 언젠가 말이 점점 어눌해지고 한쪽 다리에 힘이 없었는데 뇌경색이 온 지도 몰랐던 거예요.

현재 내 상태는 뇌졸중 직전이라고 하더군요. 눈도 녹내장, 황반변성, 백내장이 한꺼번에 와서 검은자위가 점점 쪼그라지면서 시력이 급격히 나빠지는 중이었습니다. 시력 상실이 시간문제로 느껴질 만큼 심각한 상태입니다.

이런 참에 원적외선 요법을 알게 되었지만, 도저히 믿기지 않았어요. 하지만 지푸라기라도 잡는 심정으로 의복을 착용했습니다. 러닝, 팬티에서 머리띠, 복대, 양말까지 전신을 싸매듯이 착용한 것이죠. 처음엔 별다른 반응이 없다가 2주일쯤 지나 밤에 화장실에 갔는데 소변이 내 기분에 한 말쯤이나 쏟아져 나오는 겁니다. 머리띠를 계속 쓰고 자니 눈도 점점 좋아지고 숙면도 하게 되었어요. 나 자신도 변화를 온몸으로 느끼던 참에 주위 사람들이 눈빛이며 얼굴빛이 몰라보도록 좋아졌다며 비결을 묻는 겁니다.

입던 의복을 벗어 빨아보니 독소인지 끈적이는 구정물이 시커멓게 베어 나왔습니다. 의복에서 발사된 원적외선에 쪼인 피부를 통해 내 몸속의 독소가 그렇게나 많이 배출된 겁니다.

이제 착용 2개월이 되어 가는데 다리에 힘도 많이 붙어서 10년 전의 건강한 몸으로 돌아간 기분입니다. 내 주변의 아픈 친구들에게도 자꾸 입어보라고 권하게 되었습니다. 아내도 내가 착용 전후의 변화 사진을 보여주니 깜짝 놀라네요. 세상에 이런 옷이 나오다니 기적 같은 일이라면서요.

11. 망가진 폐를 소생시킨 원적외선의 기적

김○○(67세, 남, 폐질환 환자)

저는 기침을 하루 내내 하고 살아야 했어요. 24시간 중 15시간 동안 기침을 해댄 겁니다. 그러니 목이 아픈 것은 말할 것도 없고 창자가 끊어질 듯 아팠습니다. 게다가 기침을 할 때마다 오줌이 질금질금 나와서 외부 활동이 거의 불가능했습니다. 기침 때문에 날마다 집에서 우울한 시간을 보내야 했어요.

줄곧 기침감기약만 먹다가 지난 1월 말경에 병원에 가서 진찰을 받아보니 폐가 이미 절반이나 망가져서 47%밖에 기능을 못 한다는 겁니다. 게다가 고지혈, 당뇨, 고혈압은 가족력까지 있어서 도무지 떨어지지를 않아요. 하루하루가 계속 우울한 나날이었습니다.

그러던 참에 친하게 지내는 아우가 나한테 딱 맞는 치유책이 있다는 거예요. 귀가 번쩍 뜨여 뭐냐 물었더니 원적외선 온열 요법이라고 해요. 처음 듣는 이상한 요법이라서 긴가민가했지만, 이런저런 원적외선 의복이 있다길래 풀세트로 가져달라 해서 착용했습니다.

그런데 며칠 지나지 않아 몸이 따뜻해지면서 힘이 생기는 겁니다. 아까워서 빨지도 않고 한 달 보름 동안 계속 입고 지냈습니다.

기침이 서서히 잦아들더니 어느 순간 뚝 그쳤습니다. 마침내 좋아하는 등산까지 하게 되었는데, 기침을 한 번도 안 했어요. 그렇게 몇 달이 지나 병원에 가서 진찰을 해보니 폐가 87%까지 소생했다는 겁니다. 담당 의사 선생님이 이런 일도 있다면서 박수를 보내는 거예요. 과연 이후로 몸에 활력이 붙어 어떤 어려움도 이겨낼 기분이 들었습니다.

■ 그 외 착복자

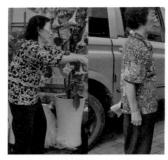
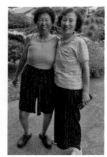
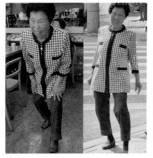
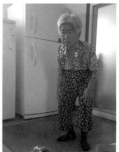

궁금증을 풀어주는 Q&A

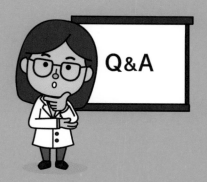

Q 1. 왜 원적외선이 건강에 적합한가요?

A—— 태양열이 지구로 전달되는 방식이 바로 복사입니다. 전자파인 적외선은 복사 방식으로 열에너지를 전달하는데, 그 복사의 속도는 빛의 속도입니다. 게다가 빛과 같은 모양으로 열원에서 직진하므로 반사판 사용으로 전달 방향을 바꿀 수도 있습니다. 이런 원리를 이용한 것이 원적외선 사우나입니다.

우리가 겨울날 창 너머로 일광욕을 즐길 수 있는 것도 다 적외선 덕분입니다. 농작물 온실 재배도, 태양열온수기도 적외선이 있어서 가능한 것입니다. 적외선 중에서도 근적외선이 아니라 원적외선이 질병의 예방과 치료에 특효를 보이는 것은 '공명 흡수' 때문입니다. 유기체의 경우 적외선 스펙트럼이 나타나는 파장 영역이 거의 모두 원적외선 범위의 3~10 μ이고, 근적외선 영역에서의 흡수는 거의 없습니다.

Q 2. 원적외선이 인체에 미치는 영향은 무엇인가요?

A── 지구의 모든 생물은 태양을 에너지원으로 탄생하고 성장하는데, 인간도 예외는 아닙니다. 우리 인체의 피부 복사 파장(8~14 μm)은 원적외선의 파장(7~14 μm)과 거의 일치합니다. 이 덕분에 인간은 태양 에너지를 최대한으로 사용해왔으며, 앞으로 그 사용 범위가 더욱 커질 것으로 보입니다. 이로써 인체는 대기로부터 복사된 원적외선 영역의 에너지를 반사하지 않고 거의 모두 흡수한다는 사실을 알 수 있습니다.

인체가 가장 기분 좋은 온도 감각의 원적외선 파장을 쬠으로써 혈액 순환 및 신진대사, 각종 호르몬 분비 촉진, 신경계 및 경락체계 그리고 물 분자의 활성화를 통해 질병의 예방과 치유에 효능이 뛰어나다는 것이 밝혀졌습니다.

Q 3. 원적외선은 어떤 원리로 질병 치유에 작용하나요?

A—— 피부를 통해 몸속 깊숙이 침투한 원적외선은 열을 전달할 뿐더러 신진대사를 촉진하여 몸에서 열이 발생하도록 합니다. 원적외선은 피하 30~50mm까지 파고들어 피부와 근육, 혈관, 신경을 비롯한 모든 세포에 온열 효과를 미칩니다. 이런 온열 작용은 각종 질병의 원인이 되는 유해 성분을 없애는 데 큰 도움을 주고, 모세혈관을 확장해 혈액 순환과 세포 조직을 활성화합니다.

원적외선이 세포에 닿으면 세포를 구성하는 수분과 단백질 분자를 1분에 2,000회 이상 미세하게 흔들어 굳어 있던 세포 조직을 활성화합니다. 이처럼 세포 조직에 투사된 원적외선은 분자의 운동 에너지를 증대하고 체온을 상승하며 혈관을 확장하고 신진대사를 촉진합니다.

온열 작용은 노화 방지와 더불어 만성피로와 각종 성인병 예방에 효과적입니다. 또 근육통, 요통, 어깨결림, 관절통 등의 통증을 줄이고 조직을 부드럽게 해 손상된 조직의 치유를 돕습니다.

그 밖에도 중금속 제거, 숙면, 탈취, 항균, 곰팡이 번식 방지, 제습, 공기 정화, 생물의 생육 촉진, 에너지 절약 등에도 뛰어난 효과를 발휘합니다.

특히 원적외선을 이용한 온열 의복은 다른 발열 기구를 이용했을 때에 비해 맥박이 덜 상승하기 때문에 임산부, 고혈압 및 심장병 환자, 몸이 허약한 사람도 안전하게 착복할 수 있습니다.

Q 4. 누구나 다 착복할 수 있나요?

A── 네, 그렇습니다. 소아내과에 다니며 장염을 치료하던 20개월 된 손녀의 복통이 점점 심해져 착복시킴으로써 증상이 크게 개선되었다는 앞의 사례에서 보듯이 어린아이까지도 부작용 없이 치유 효과를 보는 것으로 확인되었습니다. 게다가 대개 현대의학에서 치료가 어려운 난치병 환자나 기력이 쇠해 수술이 어려운 고령의 환자들이 착복하여 효과를 본 것으로 나타나고 있습니다.

Q 5. 검증은 되었나요?

A── 네, 그렇습니다. 수많은 사례가 효능을 분명하게 말해주고 있고, 수많은 논문을 비롯하여 시험 결과를 통해 검증되고 있습니다. 다음은 효능을 검증한 각종 시험성적서입니다.

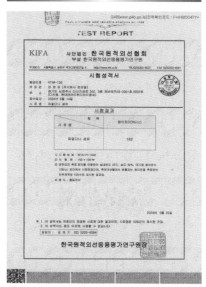

음이온방사량 182

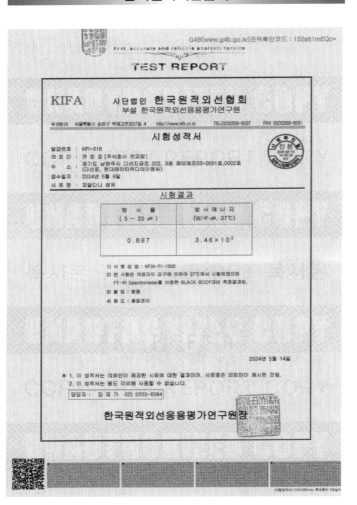

Fast, accurate and reliable analysis service

TEST REPORT

KIFA 사단법인 **한국원적외선협회**
부설 한국원적외선응용평가연구원

우 05615　서울특별시 송파구 백제고분로37길 4　http://www.kfir.or.kr　TEL.(02)2203-6037　FAX (02)2203-6061

시험성적서

발급번호 : KFI-316
의뢰인 : 전 창 표 [주식회사 엔지앙]
주　소 : 경기도 남양주시 다산지금로 202, 3층 제비에프03-0001호,0002호
　　　　(다산동, 현대테라타워디아이앰씨)
접수일자 : 2024년 5월 9일
시 료 명 : 파일다나 섬유

시험결과

방사율 (5 ~ 20 ㎛)	방사에너지 (W/㎡·㎛, 37℃)
0.897	3.46×10^2

1) 시 험 방 법 : KFIA-FI-1005
2) 본 시험은 의뢰자의 요구에 의하여 37℃에서 시험하였으며
　 FT-IR Spectrometer를 이용한 BLACK BODY대비 측정결과임.
3) 분 말 : 분쇄
4) 용 도 : 품질관리

2024년 5월 14일

※ 1. 이 성적서는 의뢰인이 제공한 시료에 대한 결과이며, 시료명은 의뢰인이 제시한 것임.
　 2. 이 성적서는 용도 이외에 사용할 수 없습니다.

담당자 : 김 재 가 02) 2203-6084

한국원적외선응용평가연구원장

0.897 방사율 3.46 x 10² 방사에너지

KOTITI 시험연구원

항균성, %
(KS K 0693:2022)

구분	시험결과	
(A)	황색포도상구균	폐렴균
개시상태		
Ma	1.8 × 10⁴	2.3 × 10⁴
Mb	6.8 × 10⁶	2.6 × 10⁶
Mc	< 20	< 20
정균 감소값	5.5	6.1
정균 감소율(%)	99.9	99.9

사용한 균   황색포도상구균 - Staphylococcus aureus(KTCC 6538)
            폐렴균 - Klebsiella pneumoniae(ATCC 4352)
세탁 방법
사용 비이온계면활성제   TWEEN-80 (0.05%)
증식값   대조구의 증식값 (Mb / Ma = 50 초과되면 유효)
            Staphylococcus aureus : 400.0
            Klebsiella pneumoniae : 1 130.4
정균감소값(値)   log Mb - log Mc (무가공시료에 대한 가공시료의 생균수의 차)
정균감소율(%)   (Mb - Mc) × 100/Mb
Ma   대조편의 접종직후 생균수
Mb   대조편의 18시간 배양후 생균수
Mc   시료의 18시간 배양후 생균수

QPF (16-05)(rev.00)   **KOTITI Testing & Research Institute**

99.9% 항균률

06 · 궁금증을 풀어주는 Q&A 133

06 · 궁금증을 풀어주는 Q&A 133

KOTITI 시험연구원

소취성 시험
(일본 섬유평가기술협의회 시험법(JTETC))

구분	시험결과
(A)	2시간 후
제시료명	
가스	암모니아
감소율(%)	99.9

시험 방법 5 L의 테들러백에 약 5cm × 10 cm의 시험편을 넣고 초기 농도로 조정한 가스 3 L을 주입한 뒤 2 시간 후의 가스 농도를 검지관으로 측정하였다.

시험 검지관 암모니아 : 3L#

- 시험결과 기록 완료 -

99.9% 소취률

134

Q 6. 내 몸에 어떤 효과를 기대할 수 있나요?

A── 우리 신체에서 전반적인 생명 활동을 조절하는 역할을 담당하는 기관이 자율신경입니다. 자율신경에는 교감신경과 부교감신경이 있는데, 이 둘은 상반된 역할로 신체 작용의 균형을 유지합니다. 자동차에 비유하면 교감신경이 엑셀이고 부교감신경은 브레이크라고 할 수 있습니다. 신체가 운동 활동을 할 때는 교감신경이 활성화되고 신체가 휴식을 취하거나 소화를 촉진할 때는 부교감신경이 활성화됩니다.

그런데 문제는 현대인은 하루 내내 상시로 스트레스를 받은 탓에 밤이 되어도 부교감신경이 제대로 기능하지 않는 경우가 더욱 늘어난다는 것입니다. 부교감신경의 작동 이상으로 자고 나도 피로가 풀리지 않아 만성피로의 원인이 됩니다.

자율신경이 정상으로 작동하면, 긴장·흥분과 연관된 교감신경은 낮에 활성화되어 신체를 활동 상태로 유지합니다. 반대로 휴식을 추구하는 부교감신경은 밤에 활성화되어 신체를 휴식 상태로 유지합니다.

혈관이 넓어져 혈류가 원활해지고 위장은 소화 활동을 시작하며, 세포 재생을 통해 노화를 예방합니다.

참고도서

건강기능식품학 / 송봉준 외 3인 / 모아북스

온열요법, 내 몸을 살린다 / 정윤상 저 / 모아북스

세계 최초 임상 연구로 입증된 광물의학 / 김광호 저 / 모아북스

원적외선 치료의 실제 / 야마자키 도시코 저 / 한국원적외선응용연구소

체온 1도의 기적 / 선재광 저 / 다온북스

우리 몸은 전기다 / 샐리 에이디 저 / 세종

세포분자면역학 / 세포분자면역학 교재연구회 역 / 범문

에듀케이션통증혁명 / 존 사노 저 / 이재석 역 / 국일미디어

햇빛의 선물 / 안드레아스 모리츠 저 / 정진근 역 / 에디터

안녕, 통증 / 최명원 저 / 아침사과

기능의학을 알면 건강이 보인다 / 김덕수 저 / 이림니키그림 / 한솔의학서적

138 인체 사용 설명서 / 뉴턴프레스 저 / (주)아이뉴턴

그 외 언론 및 인터넷 검색 자료

우리집 건강 주치의, 〈내 몸을 살린다〉 시리즈 살펴보기

1. 비타민, 내 몸을 살린다
2. 물, 내 몸을 살린다
3. 영양요법, 내 몸을 살린다
4. 면역력, 내 몸을 살린다
5. 온열요법, 내 몸을 살린다
6. 디톡스, 내 몸을 살린다
7. 생식, 내 몸을 살린다
8. 다이어트, 내 몸을 살린다
9. 통증클리닉, 내 몸을 살린다
10. 천연화장품, 내 몸을 살린다
11. 아미노산, 내 몸을 살린다
12. 오가피, 내 몸을 살린다
13. 석류, 내 몸을 살린다
14. 효소, 내 몸을 살린다
15. 호전반응, 내 몸을 살린다
16. 블루베리, 내 몸을 살린다
17. 웃음치료, 내 몸을 살린다
18. 미네랄, 내 몸을 살린다
19. 항산화제, 내 몸을 살린다
20. 허브, 내 몸을 살린다
21. 프로폴리스, 내 몸을 살린다
22. 아로니아, 내 몸을 살린다
23. 자연치유, 내 몸을 살린다
24. 이소플라본, 내 몸을 살린다
25. 건강기능식품, 내 몸을 살린다

**젊게, 건강하게, 오래오래 살고싶은
현대인들의 건강백서!**

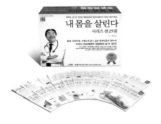

우리집 건강 주치의, 〈내 몸을 살리는〉 시리즈 살펴보기

1. 내 몸을 살리는, 노니
2. 내 몸을 살리는, 해독주스
3. 내 몸을 살리는, 오메가-3
4. 내 몸을 살리는, 글리코영양소
5. 내 몸을 살리는, MSM
6. 내 몸을 살리는, 트랜스터팩터
7. 내 몸을 살리는, 안티에이징
8. 내 몸을 살리는, 마이크로바이옴
9. 내 몸을 살리는, 수소수
10. 내 몸을 살리는, 게르마늄
11. 내 몸을 살리는, 혈행 건강법

각권 3,000원

〈내 몸을 살린다, 내 몸을 살리는〉 시리즈가 특별한 이유

1. 누구나 쉽게 접할 수 있게 내용을 담았습니다. 일상 속의 작은 습관들과 평상시의 노력만으로도 건강한 상태를 유지할 수 있도록 새로운 건강 지표를 제시합니다.

2. 한 권씩 읽을 때마다 건강 주치의가 됩니다. 오랜 시간 검증된 다양한 치료법, 과학적 · 의학적 수치를 통해 현대인이라면 누구나 쉽게 적용할 수 있도록 구성되어 건강관리에 도움을 줍니다.

3. 요즘 외국의 건강도서들이 주류를 이루고 있습니다. 가정의학부터 영양학, 대체의학까지 다양한 분야의 국내 전문가들이 집필하여, 우리의 인체 환경에 맞는 건강법을 제시합니다.

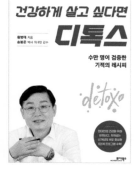
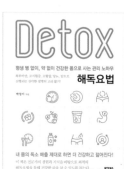
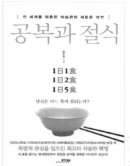
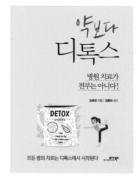
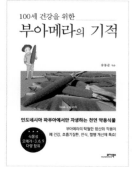
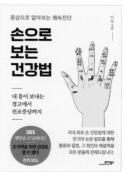

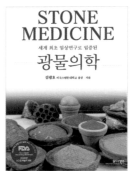

광물의학
김광호 지음
316쪽 | 25,000원

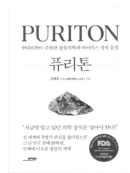

퓨리톤
김광호 지음
224쪽 | 22,000원

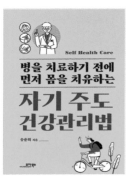

**자기 주도
건강관리법**
송춘회 지음
280쪽 | 16,000원

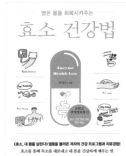

**효소 건강법
(개정판)**
임성은 지음
246쪽 | 15,000원

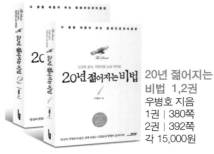

**20년 젊어지는
비법 1,2권**
우병호 지음
1권 | 380쪽
2권 | 392쪽
각 15,000원

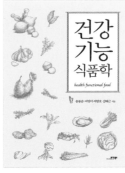

건강기능식품학
송봉준 외 3인 지음
404쪽 | 50,000원

당신이 생각한 마음까지도 담아 내겠습니다!!

책은 특별한 사람만이 쓰고 만들어 내는 것이 아닙니다.
원하는 책은 기획에서 원고 작성, 편집은 물론,
표지 디자인까지 전문가의 손길을 거쳐
완벽하게 만들어 드립니다.
마음 가득 책 한 권 만드는 일이 꿈이었다면
그 꿈에 과감히 도전하십시오!

업무에 필요한 성공적인 비즈니스뿐만 아니라 성공적인 사업을 하기 위한
자기계발, 동기부여, 자서전적인 책까지도 함께 기획하여 만들어 드립니다.
함께 길을 만들어 성공적인 삶을 한 걸음 앞당기십시오!

도서출판 모아북스에서는 책 만드는 일에 대한 고민을 해결해 드립니다!

모아북스에서 책을 만들면 아주 좋은 점이란?

1. 전국 서점과 인터넷 서점을 동시에 직거래하기 때문에 책이 출간되자마자 온라인, 오프라인 상에 책이 동시에 배포되며 수십 년 노하우를 지닌 전문적인 영업마케팅 담당자에 의해 판매부수가 늘고 책이 판매되는 만큼의 저자에게 인세를 지급해 드립니다.

2. 책을 만드는 전문 출판사로 한 권의 책을 만들어도 부끄럽지 않게 최선을 다하며 전국 서점에 베스트셀러, 스테디셀러로 꾸준히 자리하는 책이 많은 출판사로 널리 알려져 있으며, 분야별 전문적인 시스템을 갖추고 있기 때문에 원하는 시간에 원하는 책을 한 치의 오차 없이 만들어 드립니다.

기업홍보용 도서, 개인회고록, 자서전, 정치에세이, 경제 · 경영 · 인문 · 건강도서

모아북스
MOABOOKS 문의 0505-627-9784

원적외선, 건강의 비밀

초판 1쇄 인쇄	2024년 08월 20일
2쇄 발행	2024년 08월 28일

지은이	송봉준
발행인	이용길
발행처	**모아북스** MOABOOKS

총괄	정윤상
디자인	이룸
관리	양성인
홍보	김선아

출판등록번호	제 10-1857호
등록일자	1999. 11. 15
등록된 곳	경기도 고양시 일산동구 호수로(백석동) 358-25 동문타워 2차 519호
대표 전화	0505-627-9784
팩스	031-902-5236
홈페이지	www.moabooks.com
이메일	moabooks@hanmail.net
ISBN	979-11-5849-247-2 03510